Ich breite mein Lächeln aus
Qigong und MS

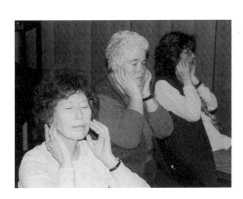

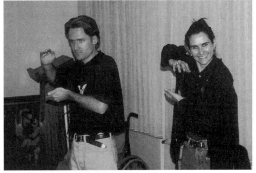

Mit einfachen
Übungen
Selbstheilungskräfte
aktivieren

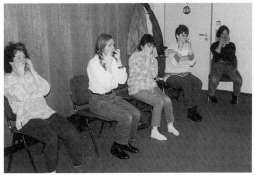

Zuzana Šebková-Thaller

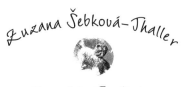

Hernoul-le-Fin Verlag

Hernoul-le-Fin Verlag

Qigong-Reihe

Die Deutsche Bibliothek - CIP - Einheitsaufnahme
Ich breite mein Lächeln aus [Medienkombination]:
Qigong und MS /
Zuzana Šebková-Thaller, Markt Berolzheim:
Hernoul-le-Fin Verlag, 1999

ISBN-Nr. 3-933309-03-4 Zuzana Šebková-Thaller, Ich breite mein Lächeln aus. Qigong und MS

Hernoul-le-Fin Verlag, 1999
Alle Rechte vorbehalten
Umschlag: Zuzana Šebková-Thaller
Atelierfotos: Studio Lukáš Hausenblas, Prag; Gruppenübungsfotos: Manfred Ertel
Fotos im Freien: Berta Müller, Arno Thaller
Druck und Bindung: Druckerei Emmy Riedel, Gunzenhausen
Printed in Germany
ISBN-Nr. 3-933309-03-4

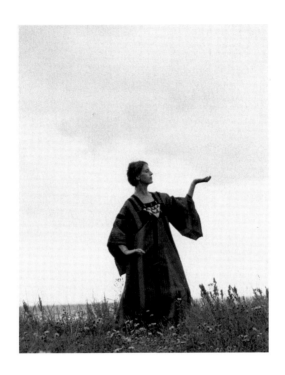

Danksagung

Ich danke meinen Lehrern, von denen ich Qigong lernen durfte. Ich danke meinen Qigong-Kollegen, mit denen zusammen üben und die Übungen weiterentwickeln konnte. Und ich danke allen MS-Kranken, die ich unterrichten durfte. Ich habe es genossen, mit ihnen zu üben und die Kraft des Zusammenklangs zu spüren. Es ist die Liebe, die uns öffnet und alle Schranken überwindet.

Unter den Kollegen möchte ich Berta Müller, Armin Heinz und Ursula Stummvoll besonders herausheben. Berta Müller teilt mit mir den Unterricht für MS-Gruppen. Täglich tauschen wir unsere Erfahrungen aus und suchen nach neuen Wegen

- unterstützt von unserer Qigong-Gruppe, die seit 1986 besteht. Von Armin Heinz habe ich u. a. die hier beschriebene „Meisterübung" gelernt. Sie ist so gut, daß ich nicht warten möchte, bis er sie im Rahmen des Zyklus beschreibt, in den sie hineingehört. Ursula Stummvoll machte ChanMi-Qigong in Europa bekannt. ChanMi-Qigong beinhaltet viele Reinigungsübungen und visualisiert dabei nicht nur Organe, sondern auch Zellen. Diese Konkretisierung ist bei der Arbeit mit MS-Kranken besonders wichtig.

Ich möchte an dieser Stelle auch zwei Gesellschaften meinen Dank aussprechen, in denen ich seit Jahren als Lehrerin wirken und meine Erfahrungen sammeln durfte: der Deutschen Qigong-Gesellschaft e.V. und der ChanMi-Qigong Fördergemeinschaft Deutschland e.V. Beide Gesellschaften bieten ausgezeichnete Ausbildungen an.

Druckerei Riedel war stets bemüht, alle meine Wünsche zu realisieren. Ich danke v. a. Frau Spiller und Herrn Beyhl für ihren persönlichen Einsatz.

Ganz besonders bedanke ich mich bei meiner Familie: bei meinem Mann und meinen sieben Kindern: Svetlana, Gudrun, Milena, Dagmar, Tristan, Linda und Jan-Merlin. Ohne ihre Unterstützung und Mitarbeit wären weder die vielen Bücher noch meine Kurstätigkeit möglich. Für die harte Korrekturarbeit sei meinem Mann und v. a. meiner ältesten Tochter Svetlana gedankt. Es war nicht immer leicht, Familie und Arbeit in Einklang zu bringen. Die Kraft dafür habe ich stets aus Qigong geschöpft.

Die oben abgebildete Haltung drückt die Haltung des Lehrers aus. Die eine Hand empfängt, die andere gibt weiter. Sie bedeutet das „Nehmen und Weitergeben". Im weitesten Sinn stellt diese Haltung die Aufgabe des Menschen dar: die eine Hand ist zum Himmel, die andere zur Erde gerichtet. Zwischen diesen zwei Polen steht er, empfängt von ihnen, gibt an sie ab und vermittelt so zwischen ihnen. Diese Aufgabe ist unser Dasein. Sie erfüllt uns mit Dank.

Inhaltsverzeichnis

1.	Vorwort	12
2.	Einführung in Qigong	17
2.1.	Was ist Qigong?	17
2.3.	Welche Übungen braucht ein MS-Kranker?	19
2.3.	Die wichtigsten Grundsätze der „Qigong-Haltung"	21
3.	Übungen für den Alltag	24
3.1.	Die Körperhaltung und die energetische Mitte	24
3.2.	Das Innere Lächeln	25
3.3.	Der Atem	27
3.4.	Zwei Reinigungsübungen	28
3.4.1.	Auf die sieben Übel zurückblicken	28
3.4.2.	Die sieben Kümmernisse ablegen	28
3.5.	Die Schüttelübung	30
3.6.	Die Entspannung	31
3.6.1.	Allgemeines	31
3.6.2.	Vier Wege der Entspannung	32
3.6.2.1.	Der erste Weg: vom Baihui zu beiden Seiten	33
3.6.2.2.	Der zweite Weg: vom Baihui nach vorne	33

3.6.2.3.	Der dritte Weg: vom Baihui nach hinten	34
3.6.2.4.	Der vierte Weg: vom Baihui durch die mittlere Längsachse des Körpers	35
3.7.	Reinigungsübung mit frischem Quellwasser	37
3.8.	Reinigung der Zellen und Poren	38
3.9.	Die Schutzhülle	38
3.10.	Verstärkung der Wirkung durch Bewegung	39
3.11.	Mit dem Steißbein schwingen	40
3.12.	Kreise und Spiralen im Bauch beschreiben und mit Bällen spielen	40
3.13.	Übung zur besseren Wahrnehmung des Qi	41
3.14.	Mit dem Qi-Ball spielen	45
3.15.	Gelenk-Gleiten	46
3.16.	Fingerübung beim Autofahren	47
3.17.	Mudras	47
3.18.	Mantras	48
3.19.	Welche und wieviele Übungen praktiziere ich?	49
3.20.	„Lichtregen" - eine Reinigungsübung nach starker Belastung oder am Ende des Tages	49

4. Energiekreise 52

4.1.	Das Öffnen der fünf Herzen	52
4.2.	Der obere Kreislauf	53
4.2.1.	Der obere große Kreislauf	53
4.2.2.	Der obere kleine Kreislauf	55

4.3.	Der untere Kreislauf	56
4.4.	Der vertikale Kreislauf	58
4.4.1.	Der große vertikale Kreislauf	58
4.4.1.1.	für Frauen	58
4.4.1.2.	für Männer	58
4.4.2.	Der kleine Kreislauf	59
4.5.	Himmel und Erde tauschen Feuer und Wasser	61
4.6.	Übung zur Reinigung und energetischen Stärkung bestimmter Organe und Körperteile	63
4.7.	„Ich bin das All, das All ist Ich"	64
4.8.	Energieverteilung nach der Übung	66
4.9.	Rückwärtsgehen	70
4.10.	Zusammenfassung	70
4.11.	Abschlußübung aus dem ChanMi-Qigong	71

5. Bewegungsübungen 74

5.1.	Einleitung	74
5.2.	Das Gesicht, die Ohren und den Kopf waschen und mit geschlossenen Augen etwas Schönes malen	76
5.3.	Finger-, Hand- und Gliederübungen	80
5.3.1.	Eine Fingerübung	80
5.3.2.	Die Zerreißprobe	81
5.3.3.	Kreisen der Hände und Unterarme	81
5.3.4.	Mit den Schultern Kreise und Achter beschreiben	83

5.3.5.	Mit den Hüften Kreise und Achter beschreiben	85
5.3.6.	Den Teller tragen	85
5.4.	Zehen- und Fußübungen	87
5.4.1.	Die Anwesenheit aller Sinne in unseren Füßen	88
5.4.2.	Zusammenziehen und Hochschnellen der Füße	89
5.4.3.	Kreisen der Füße aus dem Sprunggelenk heraus	89
5.4.4.	Die Raupe	89
5.5.	Die Krankheit wegschieben	90
5.6.	Das Windrad	92
5.7.	Blaue Fäden aus der Erde ziehen und rote Sonnen vom Himmel pflücken	94
5.8.	Die Schaukel	97
5.9.	Die Meisterübung	98
5.9.1.	Der Bewegungsablauf	98
5.9.2.	Vom Wesen der Übung	100
5.10.	Die Sammlung	103
6.	*Übungsanleitungen der MC „Der Adler wäscht seine Augen mit dem Mondentau"*	105
6.1.	Einleitung	105
6.2.	Wiedergabe des Textes „Der Adler wäscht seine Augen mit dem Mondentau"	107
6.2.1.	Die Mondnacht	107
6.2.2.	Die Ameisen und der Bär	107

6.2.3.	Der Mond spielt mit dem Bären	108
6.2.4.	Der Bär träumt von einem Kampf	111
6.2.5.	Der Baum	112
6.2.6.	Der Adler stärkt seine Augen	115
6.2.7.	Die Tagesblume	119
6.2.8.	Die Raupen	122
6.2.9.	Die Schlangen	123
6.2.10	Der Adler und der Weltenbaum	125
6.2.11.	Der Adler verwandelt die kosmische Energie in seine eigene	128
6.2.12.	Der Adler sammelt die Energie in seinem Bauch	129
6.2.13.	Der Dank	130

7. Erfahrungsberichte — 132

8. Meridiankarten — 138

9. Kurze Beschreibung der MCs — 142

10. Literaturverzeichnis — 144

11. Einige wichtige Qigong-Gesellschaften und Institute in Deutschland und Österreich, die eine gute Ausbildung anbieten — 145

1. Vorwort

Dieses Buch ist in erster Linie für MS-Kranke gedacht, die ihre Situation selber verändern wollen, in zweiter Linie ist es für ihre Verwandten und Freunde, die durch das Mitüben den Patienten unterstützen - und gleichzeitig für sich selbst etwas Gutes tun wollen. Es ist aber auch für Qigong-Lehrer geeignet, die mit MS-Kranken arbeiten möchten.

Es ist ein handliches Buch, das aus langer Erfahrung entstanden ist und als praktische Anleitung dienen soll. Der gedankliche Hintergrund von Qigong wird nur kurz erwähnt. Wer hierin eine Einführung wünscht, der sei auf den bibliographischen Anhang verwiesen.

Ich selbst habe keine MS. Trotzdem berührt mich diese tückische Krankheit. Ich habe Freunde, die MS haben, und ich begegne oft Patienten, die in die Praxis meines Mannes kommen.

Als Qigong-Lehrerin kenne ich die wohltuende Wirkung von Qigong auf gesunde wie auf kranke Menschen. Ich habe sie an meinem eigenen Leib erfahren und beobachte sie bei den vielen Menschen, die ich im Laufe der Jahre unterrichtet habe.

In seinem Ursprungsland China wird Qigong seit je sowohl zur Erhaltung der Gesundheit und zur Verjüngung als auch zur Therapie verwendet. Mit Hilfe von Qigong therapiert man auf zwei verschiedene Weisen. Bei der passiven Therapie wird dem Patienten von großen chinesischen Qigong-Meistern Energie zugeführt. Diese Art von Therapie hat mich nie besonders angesprochen, weil sie in der Rollenverteilung unserer westlichen Medizin ähnelt. Mich hat stets die aktive Therapie fasziniert, in der der Patient die medizinische Behandlung durch sein eigenes Mitwirken ergänzt. Unsere westliche Medizin hat sich so weit entwickelt, daß wir ihr alles in die Hand legen und selber nichts mehr für unsere Genesung tun wollen. Hierin liegt, meiner Meinung nach, der Grund für das häufige Mißlücken ausgezeichneter schulmedizinischer Therapien. Wie soll die Heilung funktionieren, wenn sich der Patient selber aufgibt und sein Schicksal völlig in die Hände anderer legt?

Die meisten Menschen handeln heute so. Haben Sie mal im Zug, in der Straßenbahn oder im Theaterfoyer zugehört, wie sich zwei Menschen über ihre Krankheiten unterhalten? Was Sie mit aller Deutlichkeit heraushören, ist das Wort „sie" (3. Person, Mehrzahl). Diese „sie" haben mit diesen Personen alles mögliche gemacht: „Sie" haben ihn oder sie zum Röntgen geschickt, operiert, verlegt, gespritzt, künstlich ernährt und wer weiß, was noch alles. Haben Sie schon mal statt „sie" das Wort „ich" oder „wir" in so einem Gespräch gehört? Das wäre ein großes Wunder und eine große Ehre. Kaum jemand erzählt heutzutage von sich selbst, wie er zu seiner Heilung beigetragen hat oder wie er mit den Ärzten zusammenarbeitet. Dies aber ist notwendig. Wir dürfen weder die moderne Medizin verschmähen, noch dürfen wir sie überbewerten. Mit uns erreicht sie viel, ohne uns ist sie machtlos. Sie braucht unser Engagement - und wir brauchen ihre Hilfe.

In diesem Buch lernen Sie, wie Ihr Engagement sein kann.

Sie lernen einen neuen Zugang zu sich selbst und zu Ihrer Umgebung. In kurzer Zeit entdecken Sie Ihren Körper neu, lernen Energie zu fühlen, zu stärken und zu leiten.

Qigong-Übungen sind einfach. Sie entführen Sie in keine fremden esoterischen Gefilde, wo Sie den Boden unter den Füßen verlieren. Im Gegenteil, bei Qigong lernt man, sich zu verwurzeln. Der Gedankenflucht wird endlich Halt geboten, damit man den kostbaren Augenblick, in dem man sich eben befindet, voll wahrnimmt. Die Anwesenheit im Augenblick bringt die Verankerung in der Realität, die mit allen Sinnen als ein großes Geschenk empfunden wird.

Ich unterrichte seit Jahren therapeutisches Qigong. Therapeutisches Qigong lehrt neben den allgemeinen Qigong-Übungen auch spezifische Übungen, die bei bestimmten Krankheiten besonders wirksam sind. In den letzten Jahren hat man sowohl in China wie in Europa v.a. die Wirkung auf verschiedene Augenleiden, Kreislaufbeschwerden, rheumatische Krankheiten, Wirbelsäulenbeschwerden und Erkrankungen des ganzen Bewegungsapparates, Asthma, Zuckerkrankheit, verschiedene psychische und psychosomatische Beschwerden und auf Krebs beobachtet und z. T. auch dokumentiert.

In Bezug auf MS fehlt uns die Statistik, nicht aber die Beobachtung, daß es den meisten MS-Patienten bereits nach einer oder ein paar Übungsstunden wesentlich besser geht, und zwar nicht nur in körperlicher Hinsicht. Viele berichten von Ausgewogenheit, neuer Zuversicht und Zufriedenheit.

Qigong hat keine Nebenwirkungen, wenn es richtig praktiziert wird. Die chinesischen Heilungsberichte sind oft sehr sagenumwoben und scheinen darum manchmal unglaubwürdig. Ich selbst habe aber hier in Deutschland einige Heilungen und v.a. viele Besserungen des Krankheitszustandes gesehen.

Vollkommene Heilungen möchte ich niemandem versprechen. Sie sind selten und lassen sich noch seltener auf *eine* Ursache zurückführen. Heilungen kann man weder lehren noch lernen. Heilungen sind Geschenke. Man kann zu ihnen beitragen, aber man kann sie nie bewirken. Mit Besserung ist es anders. Besserungen lassen sich meist auf ihre Ursache hin zurückverfolgen. Sie werden, wie die meisten Qigong übenden Patienten, bald eine deutliche Besserung erfahren. Wenn Sie mit dem Üben aufhören, geht am Anfang meist auch die Besserung zum großen Teil wieder zurück. Diese Selbsterfahrung überzeugt und motiviert Sie. Später, wenn Sie länger Qigong praktizieren, hält seine Wirkung lange an, ohne daß Sie üben müssen. Zu dem Zeitpunkt wollen Sie aber auch nicht mehr damit aufhören, weil es zum festen Bestandteil Ihres Lebens geworden ist. Wer die wohltuende Wirkung von Qigong erfahren hat, will sie nicht mehr missen.

Ich möchte Ihnen diese einfache Möglichkeit, Ihren Zustand zu bessern und Ihr Dasein gründlich zu ändern, vorstellen. Es handelt sich, wie bereits erwähnt, um einfache Übungen, die jeder leicht erlernen kann. Sie müssen keine Vorkenntnisse haben. Sie sollen nur folgen.

Ich werde dabei nicht viel theoretisieren. Nach einer Einleitung, in der Sie erfahren, was das Wort Qigong bedeutet, wie Qigong heute verwendet wird und welche Übungen MS-Kranke brauchen, werden die wichtigsten Grundsätze der Qigong-Haltung erläutert. Sie bilden den Übergang zum Hauptteil des Buches, der dem Üben gewidmet ist.

Am Ende des Buches finden Sie die Berichte einiger Betroffenen und Meridiankarten.

Viele Kursteilnehmer haben meine Übungen auf Tonband aufgenommen, weil sie unter meiner Anleitung zuhause konzentrierter üben können. So müssen sie ihre Konzentration nicht unterbrechen, um über den Fortlauf der Übung nachzudenken oder um in den Skripten nachzuschauen. Die gewohnte Stimme wirkt beruhigend und versetzt sie schnell in den gewünschten entspannten Zustand.

Darum habe ich ergänzend zu dem Buch MCs aufgenommen. Eine kurze Beschreibung ihres Inhalts finden Sie auf Seite 142–143.

Das Buch hat viele Fotos, so daß auch diejenigen, die keine MC besitzen, allein mit dem Buch zurechtkommen können.

Betrachten Sie die Übungen nie als ein „Muß", das man um jeden Preis absolvieren soll. Es ist zwar gut, wenn Sie bestimmte Übungszeiten haben, aber wenn Sie mal keine Lust haben, dann zwingen Sie sich nicht dazu. Die Übungen sollen Ihnen Spaß machen, sonst können Sie sich gar nicht richtig entspannen. Wenn Sie sich nicht konzentrieren können, dann versuchen Sie es mit einer Reinigungsübung. Wenn Sie danach immer noch Schwierigkeiten haben, geben Sie nach. Versuchen Sie nicht mit Gewalt, die Ruhe zu erreichen, das widerspricht sich. Gehen Sie zu Bewegungsübungen über und probieren Sie, ob Sie mit ihnen Erfolg haben. Haben Sie Nachsicht mit sich. Begegnen Sie sich selbst, wie Sie einem Freund begegnen würden. Und wenn Sie sich mal entschiedener mit sich selbst auseinandersetzen wollen, dann ziehen Sie das Schattenboxen der gnadenlosen Konfrontation vor. Geben Sie im Augenblick nach und probieren Sie es nach einer Weile wieder. Überlegen Sie, warum Sie keine Ruhe finden und versuchen

Sie es mit Versöhnung zu lösen. Versöhnung befreit Sie. Haben Sie mit sich selbst Geduld, lächeln Sie sich an.

Üben Sie nie zu lange! Die Übungen sollen Sie nicht erschöpfen, sondern aufbauen! Am besten wählen Sie einige wenige Übungen, die Sie stets weiter vertiefen! Sie können auch jede Übung einzeln praktizieren. Vor jeder Übung aber sollen Sie sich kurz entspannen und das Innere Lächeln wecken, und zum Abschluß sollten Sie stets die Energie in Ihrer Mitte sammeln. Auf diese Weise bauen Sie Energievorräte auf, die Sie später gut gebrauchen können.

Wenn die Witterungsverhältnisse günstig sind - d. h. wenn es genügend warm ist und der Wind nicht zu stark bläst, ist es schön und auch energetisch ergiebig, draußen zu üben. Starke Sonneneinstrahlung, starker Wind und Kälte schwächen. Üben Sie nie mit vollem Bauch, sondern lassen Sie nach dem Essen mindestens eine Stunde vergehen!

Viele Menschen fragen, welche Tageszeit sich am besten zum Üben eignet. Die frühen Morgenstunden sind dafür sehr günstig, aber jeder Augenblick ist für eine Übung gut. Üben Sie, so oft Sie können. Jede Situation soll Ihnen ein Vorwand sein zu üben. Lernen Sie, während des Tages immer wieder Ihren Körper mit allen Ihren Sinnen bewußt zu erspüren und zu entspannen. Holen Sie den Geist aus der örtlichen und zeitlichen Ferne in den Augenblick des Hier und Jetzt. Schöpfen Sie den Atem aus energiestarken Orten und führen Sie ihn in den Bauch. Sitzen oder stehen Sie nie still, sondern lernen Sie, Ihre Wirbelsäule und alle Ihre Gelenke stets unscheinbar zu bewegen

Schreiben Sie mir bitte über Ihre Erfahrungen! Sie helfen mir damit, die Methode weiter zu entwickeln.

Ich wünsche Ihnen viel Erfolg

2. Einführung in Qigong

2.1. Was ist Qigong?

Qigong läßt sich als eine Verbindung von Bewegung, Atem und Meditation oder Konzentration beschreiben.

Qi hat viele Bedeutungen. Meistens wird es mit „Lebensenergie" oder „Atem" übersetzt, vorausgesetzt, daß wir bei Atem an „Odem" und nicht nur an „Gasaustausch" denken. *Gong* bedeutet „Arbeit", „Übung", „Pflege".

Qigong ist „Arbeit mit Lebensenergie", es ist „Pflege der Lebenskraft". Durch diese „Arbeit" werden Blockaden gelöst und ein freier Energiefluß ermöglicht. Der Organismus kann sich wieder besser regenerieren.

Qigong wirkt regulativ auf alle Bereiche, die wir traditionsgemäß trennen: auf „Körper", „Geist" und „Seele" und führt sie zu ihrer ursprünglichen Einheit zurück. Es vermittelt innere Ruhe und Ausgewogenheit. Der Mensch kommt in Einklang mit dem Universum, mit seiner näheren Umgebung und mit sich selbst.

Es hat sich in allen Lagen, wo es gilt, Energien zu sammeln und gezielt einzusetzen, bewährt, in der Medizin, der Kunst und im Alltag.

In der Medizin wird Qigong präventiv, therapeutisch und in der Rehabilitation eingesetzt. In letzter Zeit hat man auch verschiedene alte Übungen verwandelt und neue entwickelt, die man spezifisch zur „Bekämpfung" bestimmter Krankheiten einsetzt. So wurde z. B. ein „Schrittprogramm" ausgearbeitet, das aus einer Folge von Schrittarten besteht. Zusammen mit einer bestimmten Atemtechnik und mit bestimmten Vorstellungen bilden sie den Grundstock der chinesischen Krebstherapie mit Qigong.

Die Vorstellung der „Bekämpfung" und „Ausrottung eines Übels" ist dem chinesischen Denken an sich fremd. Es geht ihm vielmehr um Ausgewogenheit. Das Wesen der Krankheit sieht es nicht in der Existenz einer schädlichen Sache, z. B. von Krankheitserregern, sondern im Ungleichgewicht von Kräften, die sich im Zustand der Gesundheit die Waage halten, seien es die Polarkräfte „Yin" und „Yang" oder die Elemente „Wind", „Wasser", „Holz", „Metall", „Erde" und „Feuer". Mit dem gezielten Einsatz von Qigong-Übungen zur Bekämpfung von Krankheiten eignet sich das chinesische Denken eine eigentlich europäische Denkweise an. Das erleichtert uns Europäern den Einstieg, weil es wie ein Brückenschlag aussieht: Die „Übung" wird zur „Methode" und unterwirft sich demselben Maßstab wie eine schulmedizinische Therapie: Was daran zählt, ist der meß- und zählbare Erfolg, nicht das Glück des Augenblicks und nicht die Erfahrung der Fülle im Einklang mit den Kräften des Kosmos.

Es scheint, als würde Qigong auch diese Feuerprobe bestehen, allerdings unter Preisgabe seines innersten Sinns. Diese „Qualitätskontrolle" ist genauso unangemessen wie die Reduktion der Alchemie auf den Erfolg bei der Goldproduktion, wo doch die Verwandlung des Alchemisten gerade das Wesentliche ist.

In China üben viele Menschen Qigong: zuhause, auf der Arbeit und v.a. draußen in den Parks, wo man morgens kaum noch einen Platz unter den Bäumen findet. Sie fallen darum gar nicht auf; man hat sich an ihren Anblick gewöhnt. Bei uns ist es aber noch nicht ganz so weit. Wir würden Staunen erregen, wenn wir im Nierenschritt durch die Parks schritten oder gegen eine Wand verschiedene Laute stießen! Dieses Staunen würde uns bei der Übung stören.

Darum üben wir „Qigong in Bewegung und Fortbewegung" meist in der Abgeschiedenheit. In der Öffentlichkeit greifen wir am liebsten zu Übungen aus dem *Stillen Qigong*, die andere Menschen meist gar nicht wahrnehmen. Im Stillen Qigong wird das Hauptgewicht auf die Vorstellungsarbeit und Atemführung gelegt; die Bewegungskomponente wird minimiert. Freilich üben wir am Anfang auch diese Art von Qigong in der Abgeschiedenheit. Es ist aber unser Ziel, sie im Alltag - in der Öffentlichkeit - zu praktizieren.

Warum sollen wir überhaupt in der Öffentlichkeit üben?

Weil wir es brauchen, da es uns gerade dort am stärksten an Energie mangelt. Der Alltag laugt uns aus. Das Tagespensum ist uns beim bloßen Gedanken daran schon zu viel. Bereits während der Arbeit sind wir oft reif für den Feierabend. Mit dem Ende des Arbeitstages ist aber der Tag noch lange nicht zu Ende. Andere Aufgaben warten noch, bevor wir ruhen dürfen. Unsere Gedanken gleiten flüchtig von einem Ort zum anderen, und der Leistungsdruck treibt sie immer weiter. Kein Wunder, daß in uns Aggressionen erwachen, so daß wir jeden, der uns nur ein bißchen in unserer Fortbewegung hindert, anhupen und böse titulieren und jemanden, der nach Worten sucht, am liebsten stehen ließen, statt ihm zu helfen. Aggression und potenzierte Negativität wenden sich nicht selten gegen uns selbst. Dies wird nicht nur an den vielen Selbstmorden unserer Zeit sichtbar, sondern v. a. auch an den vielen autoaggressiven Erkrankungen wie MS, Gelenkrheuma, bestimmten Schilddrüsenerkrankungen, d. h. an Krankheiten, die heute im Zunehmen begriffen sind.

2.2. Welche Übungen braucht ein MS-Kranker?

Alle Qigong-Übungen sind grundsätzlich gut, denn man lernt, den Körper zu erfühlen und zu entspannen. Sie bewirken einen Ausgleich der Energien im ganzen Körper, leiten die negativen ab und versorgen uns mit frischen.

Dennoch gibt es Übungen, die sich bei bestimmten Erkrankungen besonders gut eignen.

Bei der Wahl der Übungen für MS-Kranke habe ich mich bemüht, mehrere Kriterien zu berücksichtigen: Ich habe versucht, mich auch auf die wissenschaftliche Besonderheiten der Krankheit einzulassen und ihr mit ausgewählten Übungen zu begegnen. Ein Patient mit der Diagnose MS braucht einerseits Entspannungsübungen, die der Spastik entgegenwirken, andererseits braucht er Übungen, die sich mit der Ursache der Krankheit selbst auseinandersetzen.

Nach heutiger Auffassung sind bei MS zwei grundlegende Funktionskreise betroffen, die *Abwehr* und der *Stoffwechsel*. Im Bereich der Abwehr ist die Unterscheidung zwischen „fremd" und „eigen" nicht mehr sicher gewährleistet: Abwehrzellen greifen eigenes gesundes Gewebe an und hören nicht damit auf. Der Körper kann sich selbst nicht leiden. Es fehlt die immunologische Toleranz. Er frißt sich auf!

Im Bereich des Stoffwechsels liegt eine Schwäche des Ornithinzyklus vor, so daß die Zelle zum einen zu wenig Energie hat, zum andern ein äußerst giftiges Stoffwechselprodukt, das Ammoniak, nicht ausreichend entgiften kann.

Hier hat gerade ChanMi-Qigong einen bevorzugten Platz, denn es kümmert sich nicht nur um den Körper im ganzen, wie jede Qigong-Übung, sondern auch um jedes einzelne Organ, ja um jede einzelne Zelle. Gewisse Berührungspunkte mit der Immunstimulierung nach Simonton sind hier erkennbar, wo der Kampf von Krebs- und Killerzellen visualisiert wird, getreu dem Grundsatz: Wo unsere Sinne sind, da ist das Qi. Die Hauptstützpunkte der Abwehr sind das Knochenmark (v. a. Schädel, Becken, Brustkorb und Wirbelsäule), der Darm und die Briesdrüse. Bauch, Brust und Schädel sind Orte, denen die wichtigsten Energiezentren zugeordnet sind. Diese Zentren mit frischer Energie reichlich durchströmen zu lassen und dadurch zu reinigen und zu stärken, ist ein wichtiges Ziel. Da im ChanMi-Qigong die Bewegung aus dem Becken und der Wirbelsäule die Grundlage jeder Übung ist, wird auch das Knochenmark immer reichlich energetisch versorgt. Eine weitere Besonderheit des ChanMi-Qigong ist der hohe Rang der Reinigungsübungen. Lichte Regenschauer werden kraft der Vorstellung durch jede Zelle geleitet. In Anbetracht der mangelnden Entgiftungleistung ist dieses Grundanliegen des ChanMi-Qigong für die Therapie der MS von ganz besonderer Bedeutung.

Da viele MS-Kranke körperlich bereits stark behindert sind, wähle ich v.a. Übungen, die keinen großen Bewegungsumfang erfordern.

Meine langjährige Praxis als Qigong-Lehrerin hat mir gezeigt, daß nur Übungen, die leicht erlernbar und ohne großen Aufwand praktizierbar sind, auch weitergeübt werden. Darum habe ich möglichst viele Übungen gewählt, die jeder in seinen Alltag einfügen kann. Was helfen schon zwei Stunden Qigong-Übungen pro Woche, wenn man sonst nichts für sich tut? Die Übungen können uns nur helfen, wenn wir täglich und möglichst mehrere Male am Tage üben. Dies tun wir wiederum nur, wenn wir überall üben können - am Arbeitsplatz, beim Gespräch, beim Kochen und beim Fernsehen.

2.3. Die wichtigsten Grundsätze der „Qigong-Haltung"

Es ist mir auch ein Anliegen, einige Grundsätze der inneren „Qigong-Haltung" zu vermitteln.

Wenn es uns gelingt, sie anzunehmen und in unserem Alltag zu praktizieren, dann haben wir viel für unsere Heilung getan, viel mehr, als wenn wir jeden Tag hart üben würden. Die vielleicht wichtigsten Grundsätze sind die *Anwesenheit bei uns selbst* und das *Innere Lächeln*.

Die Anwesenheit bei uns selbst stärkt die Energie, denn wo unsere Sinne sind, da ist das Qi. Der Kranke ist aber oft auf der Flucht vor sich selbst und jagt einem Wunschbild nach, das nicht in dieser Weise zu erreichen ist. Die Rückkehr zu sich selbst ist der erste Schritt auf dem Weg zur Gesundheit. Hier sammeln wir Kraft zu einem entschlossenen Aufbruch. Das Innere Lächeln hilft, die schlechten Energien abzuleiten und die guten zu sammeln.

Wenn wir bei uns selbst sind, erfahren wir uns als Ganzheit. Ganzheit heilt. Im Schwedischen hat das Wort *hel* zwei Bedeutungen: „ganz" und „heil". Zu der Wortfamilie *heil* im Sinne von „ganz" und „gesund" gehört auch das Wort „heilig".

Das Innere Lächeln kommt aus der Tiefe des Herzens und ist Ausdruck der Liebe. Ein jedes Herz hat die Fähigkeit zu lächeln. Es hängt von uns ab, ob wir es pflegen, oder ob wir es unterdrücken. Wenn wir ihm Achtung schenken, kann sich das Lächeln und mit ihm die innere Wärme in uns ausbreiten. Der ganze Körper fühlt sich bejaht und geliebt, jede Zelle öffnet sich und strahlt. Dieses Strahlen ist positive Energie. Sie hat eine heilende Wirkung, die auch von anderen Menschen wahrgenommen wird. Man begegnet gerne Menschen, die „Ausstrahlung" haben und Wärme um sich verbreiten.

Mit dem Inneren Lächeln ist der Dank eng verbunden. Er richtet sich nach innen und nach außen. Fügen Sie ihn Ihrem Lächeln bei, breiten Sie ihn mit Ihrem Atem im ganzen Körper aus. Danken Sie Ihren Organen - einem jeden einzeln. Danken Sie Ihren Knochen, Sehnen und Gelenken, danken Sie Ihren Muskeln und allen Ihren Zellen. Es ist keineswegs eine Selbstverständlichkeit, daß sie stets dienen. Wenn sich einige von ihnen weigern, dann haben sie vielleicht auch einen Grund. Vielleicht haben Sie sie lange Zeit vernachlässigt, oder sie vielleicht noch nie eines Lächelns oder eines Dankes gewürdigt! Wer will schon ohne Dank zu voller Zufriedenheit dienen? Würden Sie nicht Ihrem Arbeitgeber kündigen, wenn er sich nie bei Ihnen für Ihren Einsatz bedanken würde? Würden Sie nicht verbittern, wenn keine Möglichkeit bestünde zu kündigen, würden Sie nicht alles schleifen lassen? Doch Ihr Herz pocht unverdrossen, Ihre Lunge atmet weiter. Ein jeder Herzschlag, ein jeder Atemzug ist ein Geschenk! Wenn sie aufhören, dann hört für uns alles auf.

Haben Sie Verständnis, wenn sich Ihre Organe nicht gleich umstellen, nachdem sie den ersten Dank und das erste Lächeln bekommen haben. Sie selbst würden auch eine längere Zeit zur Umstellung brauchen. Haben Sie also auch bitte Geduld Ihrem Körper gegenüber. Lächeln und danken Sie, auch wenn Sie keine unmittelbare Reaktion sehen. Sie wird kommen, bei einem früher, beim anderen später.

Der Dank gebührt auch unserer Umgebung - der unmittelbaren mit den vielen Menschen, Pflanzen und Tieren, denen wir täglich begegnen und der großen und umfassenden - der Erde und dem Himmel, der Sonne, dem Mond, den vielen Sternen und der göttlichen Kraft, die alles entstehen läßt. Sie alle tragen zu unserem Leben bei, stehen mit uns in ständigem energetischen Austausch. Dank und Lächeln sind unser Gruß, unser Segen. Ohne Segen gedeiht nichts. Lächeln und danken wir also mit unseren Augen, dann gedeiht alles um uns herum und unser

Gruß, der mit jedem Ausatmen unseren Körper verläßt, trägt zum Weltfrieden bei.

Das „Üben" dieser Grundhaltung ist die wichtigste Übung, denn sie wird unser Leben verwandeln.

Mit den folgenden Übungen können wir diese Verwandlung unterstützen. Die meisten kann man im Trubel des Alltags üben, sich mit ihnen stärken und den Alltag dadurch zum Sonntag machen - einige wenige übt man lieber in der Abgeschiedenheit.

3. Übungen für den Alltag

3.1. Die Körperhaltung und die energetische Mitte

Auch wenn Sie die meisten Übungen des Stillen Qigong, die in diesem Buch vorgestellt werden, in jeder Haltung üben können, ist eine aufrechte Haltung von Vorteil. Oft übt man sie im Lotus-, Halblotus-, im Schneider- oder im Fersensitz. Sie können aber genauso gut aufrecht auf einem Stuhl, auf einem Gymnastikball oder im Rollstuhl sitzen. Dies geht am leichtesten so, daß Sie so weit wie möglich nach vorne auf die Stuhlkante rutschen. Dadurch sind die Hinterseiten der Oberschenkel frei.

Wenn diese Haltung für Sie zu beschwerlich oder uneinnehmbar ist, nehmen Sie die Haltung ein, die Ihnen angenehm ist. Sie können stehen, sitzen oder liegen. Entscheidend ist, daß Sie ungehindert atmen und sich gut entspannen können. Bei solchen Übungen, bei denen eine aufrechte Haltung wichtig ist, wird darauf hingewiesen. Stellen Sie sich dann diese Haltung vor, wenn Sie sie nicht einnehmen können.

Bei der aufrechten Haltung sind die Füße in Schulterbreite voneinander entfernt und stehen parallel zueinander. Wenn Sie wollen, können Sie sie auch am Rist überkreuzen.

Die Punkte Baihui (der höchste Punkt am Scheitel), Dantian und Huiyin (am Damm) bilden eine senkrechte Linie. Das Dantian befindet sich in der unteren Hälfte des Bauchs, ca. drei Fingerbreit unter dem Bauchnabel auf der mittleren Vertikalen, d.h. in einer Tiefe von etwa 6 cm. Das Energiezentrum ist ein größeres Gebiet im Unterbauch. Der Baihui schaut zum Himmel, der Huiyin zur Erde hin. Erde und Himmel sollen aus unserem Bewußtsein nicht weichen. Sie sind unsere unmittelbaren Energiespender, denen wir stets zu danken haben.

Wir stellen uns vor, daß wir am Baihui wie eine Marionette an unsichtbaren Fäden hochgezogen werden. Das Kinn neigt sich dadurch leicht zur Brust, der

Kopf wird leichter, die Wirbelsäule kann sich besser entspannen und aufrichten. Unsere Schultern sind tief und locker, die Hände ruhen auf den Knien oder Schenkeln.

Verschiedene Haltungen beim Üben

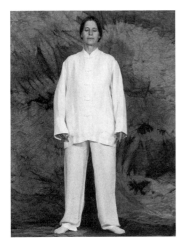

a) Stehend. Die Füße sind bei ChanMi-Qigong leicht nach außen gewendet; bei anderen Qigong-Arten stehen sie parallel zueinander

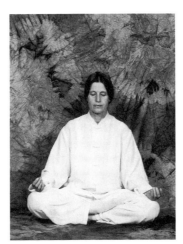

b) im Lotussitz oder im Halblotussitz

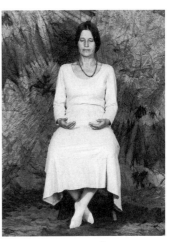

c) mit überkreuzten Beinen entspannt sitzend

3.2. Das Innere Lächeln

Wir schauen auch immer wieder in unser Herz hinein und wecken dort unser *Inneres Lächeln*.

Dieses Lächeln, das aus dem Herzen kommt, ist das „A und O". Mit ihm begegnen wir der Welt und uns selbst - und auch unserem Atem. Wir gehen damit dem Atem entgegen, färben und bereichern ihn. Der Atem trägt unser Lächeln zu allen inneren Organen, Muskeln, Knochen, Sehnen und Gelenken und zu allen Zellen und Poren. Unser ganzer Körper gerät dadurch in eine freundliche Stimmung.

Das Ausbreiten des Inneren Lächelns im Körper ist für einen MS-Kranken besonders wichtig. Es verwandelt den Zugang zu uns selbst, so daß wir, statt mit uns selbst zu kämpfen, uns zu mögen beginnen. Es öffnet auch jede Zelle, macht sie durchlässig und durchsichtig, reinigt sie und versorgt sie mit frischer Energie. Darum nehmen wir uns dafür Zeit und genießen es. Wir sehen mit unserem inneren Blick die Organe, sehen, wie sie durchströmt werden, wie sie sich gerne mit frischem Sauerstoff versorgen lassen, wie sie genießen, es als Wohltat empfinden und sich hingeben! Dann steigen wir mit allen unseren Sinnen in die Knochen, Sehnen und Gelenke und schauen, hören, fühlen. Wir sind in den Muskeln anwesend und nehmen wahr, wie sie sich dehnen, erwärmen und wie sie sich streicheln lassen. Zum Schluß widmen wir die gesammelte Aufmerksamkeit den einzelnen Zellen - zunächst allen Zellen in ihrer Gesamtheit, dann den einzelnen - den Nervenzellen, den Gliazellen, die die Nervenfasern umhüllen und den Astrozyten, den „Sternzellen", die die Blutgefäße versiegeln, so daß keine Schadstoffe in das Gehirn eindringen können. Wir sehen, wie jede Zelle lichter, durchlässiger und durchsichtiger wird, wie sie sich wie eine Blüte öffnet und zu lächeln beginnt. Jede Zelle ist eine lächelnde Blüte. Der Atem verläßt die Blüten nicht verbraucht, sondern kehrt, durch unser Lächeln bereichert, in die kosmischen Weiten zurück.

Diese Übung lehren viele große Meister. Wir üben sie, so oft wir uns an sie erinnern. Je öfter wir sie üben, desto leichter fällt sie uns. Nach einer Zeit wird uns beim ersten Gedanken daran schon warm ums Herz. Diese Übung ist nicht nur für uns selbst heilsam, sondern auch für unsere Umgebung. Inmitten der größten Spannungen strahlen wir plötzlich unseren Gegner an und befreien dadurch ihn und uns selbst. „Die Sonne geht auf".

3.3. Der Atem

Zunächst konzentrieren wir uns auf den Atem. Wir atmen natürlich und beobachten, wie der Atem durch den Körper fließt und wie er die Bauchdecke hebt und senkt. Der Atem wird allmählich ruhiger. Bereits die Konzentration auf den Atem hat eine große Bedeutung für unsere momentane energetische Lage. Wir spüren es auch sehr bald und fühlen uns plötzlich ruhiger und ausgeglichener. Wir können dieses Gefühl steigern, indem wir dem Weg des Atems folgen.

Wenn wir unbewußt atmen, nehmen wir den Atem aus der nächsten Umgebung. Diese Luft ist aber oft energetisch verbraucht. Darum holen wir den Atem mit Hilfe der Vorstellung aus energetisch unverbrauchten Räumen: aus dem Kosmos - dem blauen, weiten Himmel, aus den Tiefen der Erde, aus Wäldern, mächtigen Bäumen und klaren Quellen oder aus dunklen Seen und führen ihn in unser Energiezentrum. Wir folgen dem Atem mit allen unseren Sinnen. Von dort aus können wir die Energie holen, wenn wir sie brauchen. Nach einiger Zeit versuchen wir, im Dantian ein bißchen zu verweilen. Dies ist gar nicht leicht. Es kommen uns immer wieder Gedanken, die das Verweilen stören.

Der Übende soll beim Üben nicht an seine Probleme und Schwierigkeiten denken. Negative Gedanken verbrauchen viel Kraft, die man sinnvoller im Heilungsprozeß einsetzen kann. Schöne Gedanken aber steigern die Widerstandskräfte, Lächeln und Lachen setzen Heilungsprozesse in Gang. Mit unseren Übungen möchten wir negative Gedanken loswerden und angenehme Gefühle wecken. Wenn Sie spüren, daß Sie Mißstimmungen oder negative Gedanken nicht loswerden können, führen Sie mindestens eine der folgenden Reinigungsübungen durch.

3.4. Zwei Reinigungsübungen

3.4.1. Auf die sieben Übel zurückblicken

3.4.2. Die sieben Kümmernisse ablegen

Bei diesen zwei Übungen ist die aufrechte Haltung wichtig. Das Gesicht strahlt, der ganze Körper ist locker.

Wir drehen den Kopf während des Ausatmens so weit es geht zur Seite, rufen uns eine schlechte Eigenschaft von uns ins Gedächtnis und legen sie hinter uns ab. Einatmend kehren wir zur Mitte zurück, um ausatmend zu der anderen Seite fortzusetzen. Dies wiederholen wir sieben Mal.

Bei der zweiten Übung drehen wir den ganzen Oberkörper; die Arme sind dabei vor der Brust überkreuzt. Nacheinander lassen wir die Ereignisse zurück, in denen wir nicht ganz richtig gehandelt haben und die uns darum in der letzten Zeit beschäftigt haben. Wir entschuldigen uns ohne zu hadern und kehren befreit zur Mitte zurück. Wir können uns übrigens auch bei uns selbst entschuldigen, denn es passiert oft, daß wir uns selbst stiefmütterlich begegnen.

Auch diese Übung machen wir sieben Mal. Wenn wir in der Abgeschiedenheit üben, führen wir diese zwei Übungen mit Bewegung aus; in der Öffentlichkeit reicht es, wenn wir sie in unserer Vorstellung durchführen - die Wirkung ist nahezu dieselbe.

Auf die sieben Übel zurückblicken

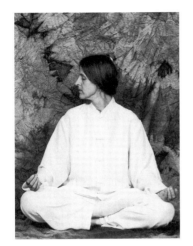
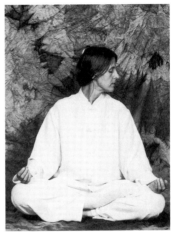

Die sieben Kümmernisse ablegen

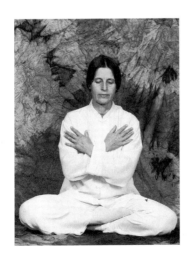
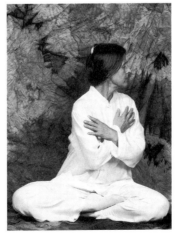

3.5. Die Schüttelübung

Auch die Schüttelübung dient der Reinigung. Es ist vorteilhaft, viele verschiedene Reinigungsübungen zu kennen, damit man nach Lust und Laune die richtige für den richtigen Augenblick wählen kann.

Bei der Schüttelübung muß man an nichts denken. Man schüttelt alles Negative einfach ab. Es ist eine befreiende Übung, die allerdings Schwangere wie Frauen, die gerade ihre Regelblutung haben, meiden sollen.

Sie wird sowohl aufrecht wie in einer leicht vorgebeugten Haltung, die an Affen erinnert, geübt. Auch bei der aufrechten Haltung wird der Kopf leicht gesenkt. Gewöhnlich steht man bei der Schüttelübung, aber man kann sie auch im Sitzen durchführen.

Sie entspannen den ganzen Körper, bevor Sie anfangen, sich zu schütteln.

Wenn Sie gerade in der Öffentlichkeit sind, können Sie die Schüttelübung auch nur in der Vorstellung durchführen; richtig befreiend ist sie aber, wenn der ganze Körper in Bewegung gerät. Sie sollen spüren, wie sich das stark verspannte Bindegewebe löst, wie Sie alles, wirklich alles - alle Unannehmlichkeiten, Ihre Müdigkeit, schlechte Laune, Ihre Krankheit abschütteln, wie jede Spannung nachläßt und sich allmählich Gelassenheit und Zufriedenheit einstellt. Streifen Sie mit Ihrem inneren Auge und Ihrer gesammelten Aufmerksamkeit nach und nach durch den ganzen Körper, halten Sie Ausschau, ob sich nicht Stellen verbergen und weigern. Lachen Sie sie an. Vergessen Sie nicht Ihre Sexualorgane! Sie sind die Quelle Ihrer Kraft. Sie brauchen sie, um Ihre Vitalität zu steigern.

Man beginnt ganz sachte, schüttelt allmählich stärker und läßt alles wieder langsam ausklingen. Wie stark Sie sich schütteln, ob Sie dabei hüpfen, verschiedene Laute von sich geben, auffällig schnauben oder eher alles im Stillen geschehen lassen, hängt allein von Ihnen ab.

Zum Schluß legen Sie Ihre Hände auf dem Bauch übereinander und kehren mit Ihrem inneren Blick in die energetische Mitte hinein, wo Sie kurz verweilen.

3.6. Die Entspannung

3.6.1. Allgemeines

Mit dem Kummer weicht auch die Verspannung. Die Entspannung löst nicht nur den Spasmus, sondern fördert auch die Heilung. So oft wir uns daran erinnern gehen wir den Körper mit dem inneren Blick durch und lockern ihn. Wir können uns freilich am Arbeitsplatz oder zuhause beim Kochen nicht lange der Entspannung widmen, wir können aber den Blick durch den Körper streifen lassen, und wo er Verspannung entdeckt, einfach nachgeben und lockern. Wir beginnen bei den Füßen, schauen, ob wir sie nur als Säulen nützen, oder ob wir sie auch dadurch pflegen, daß wir sie im ständigen Wechselspiel ent- und belasten. Wir bewegen die Zehen, strecken und lockern sie.

Dann steigen wir mit unseren Sinnen in die Sprunggelenke und fühlen und lockern auch sie, um damit systematisch bis zum Kopf fortzusetzen. Wir können auch beim Kopf beginnen, oder wir lockern unsere Schwachstellen direkt. Wie detailreich wir vorgehen, hängt von unserer Zeit, unserer Lust und der Umgebung ab.

In jeder Lage, zu jeder Tagesstunde können wir entspannen. Man muß nur daran denken und bei der Durchführung der Entspannung ein System haben: von oben nach unten oder von unten nach oben, von innen nach außen oder von außen nach innen, oder aber in Bahnen: die Vorderseite, die Hinterseite und zum Schluß die Körperseiten entlang. Nach einer gewissen Übungszeit reicht schon der Gedanke an Entspannung, um das Gedachte zu erreichen. Die Entspannung des Gesichts ist besonders wichtig, denn es wird oft stark durch die Sorgen des Tages geprägt.

Auch die Gelenke sind sehr wichtig. Versenken Sie sich, so oft Sie können, mit Ihrem inneren Blick in ihre verschiedenen Gelenke und bringen Sie sie in unscheinbare Bewegung. Lächeln Sie in sie hinein, lockern Sie sie und beobachten Sie, wie eng sie miteinander verbunden sind. Ein Gelenk, das sich bewegt, setzt stets weitere Gelenke in Bewegung - vorausgesetzt, daß Sie entspannt sind. Strengen Sie sich also nicht besonders an, sondern setzen Sie einen kleinen Impuls in ein Gelenk und lassen Sie geschehen! Verweilen Sie mit Ihrem Blick dort und genießen Sie die gleitende Bewegung.

Nach der Entspannung gelingt es uns leichter, alle Gedanken wie Wolken am Himmel dahinziehen zu lassen und uns konzentriert der Wahrnehmung unseres Selbst zu widmen.

Viele MS-Patienten berichten von der befreienden Wirkung einer guten Entspannung. Manche betrachten die Entspannung als die eigentliche Übung. Dagegen ist nichts einzuwenden. Eine gut ausgeführte Entspannung sammelt alle Sinne im Körper. Dadurch wird gleichzeitig Energie aktiviert. „Wo die Sinne sind, ist auch die Energie" - lautet eine der ältesten chinesischen Weisheiten. Diese Weisheit setzt mit folgenden Sätzen fort: „Wo die Energie ist, da ist das Blut; wo das Blut ist, ist auch die Heilung".

An dieser Stelle widmen wir uns einer sehr gründlichen Entspannungsmethode, die sowohl die Muskeln, als auch die inneren Organe mit einbezieht.

3.6.2. Vier Wege der Entspannung

Wir werden jetzt in vier Schritten unseren Körper wahrnehmen und entspannen. Alle vier Wege haben ihren Ursprung am höchsten Punkt des Körpers, am Baihui und verlaufen wie die Wasser vom Brunnen des Lebens in alle vier Himmelsrichtungen und durch die Mitte unseres Körpers. Der erste ergießt sich zu beiden Seiten in die Arme und endet in den Mittelfingern. Der zweite fließt nach vorne bis zu den Zehen, der dritte nach hinten bis zu den Fersen und Sohlen, und der vierte geht durch die zentrale Längsachse unseres Körpers bis zum Damm. Wir unterstützen die Entspannung mit unserem Atem, der stets dem geistigen Auge folgt.

3.6.2.1. Der erste Weg: vom Baihui zu beiden Seiten

Wir werden jetzt miteinander den Atem durch die Nase zum Baihui führen und von ihm aus zu den Seiten fließen lassen. Während wir weiter atmen, verweilen wir mit unserem inneren Blick auf allen Stationen dieses Weges, fühlen sie und entspannen uns. Wir spüren die Kopfhaut und entspannen sie, dann die Schläfen, den Hals, die Oberarme, die Ellbogen, die Unterarme, die Handgelenke, die Hände und die Finger. Der Weg endet in den Spitzen der Mittelfinger, und wir spüren, wie das Blut dort pulsiert.

Wir möchten unsere Hände noch fühliger werden lassen. Wir lassen die Finger groß und dick werden. Sie alle beginnen zu pochen, und der Pulsschlag wird immer stärker. Die Handflächen werden groß und fühlig. Die Handherzen öffnen sich. Auch die Handrücken, ja die ganzen Hände bis zu den Handgelenken pulsieren und fühlen...

Wir kehren jetzt mit der gesammelten Aufmerksamkeit von den Händen zum Energiezentrum zurück und schöpfen einige Atemzüge dorthin.

3.6.2.2. Der zweite Weg: vom Baihui nach vorne

Nun widmen wir uns der Entspannung der Vorderseite. Dieser Weg führt vom Baihui bis zu den Zehen hinab. Wir beginnen miteinander und atmen jetzt in den Baihui ein und über die Vorderseite aus. Wir lassen den Atem weiterfließen und fühlen und entspannen die Kopfhaut. Die Stirn, die so oft verspannt ist, läßt los, glättet sich und schickt ihre trüben Gedanken fort. Wir öffnen das „dritte Auge", das zwischen den Augenbrauen sitzt. Wir wölben es wie einen Kugelspiegel, der gleichzeitig nach innen und nach außen sieht. Es ist durchsichtig wie ein Kristall und beginnt zu lächeln. Sein Lächeln kommt unmittelbar aus dem Herzen. Auch die Augen lernen, so zu lächeln. Der Blick wird ruhig. Die Gedanken kommen zur Ruhe. Die Augen sind entweder geschlossen oder halboffen - sie sehen und sehen nicht. Sie haften nicht an den Dingen. Aus den Wangen weicht die Verspannung. Der Mund ist halboffen und lächelt leicht. Die Zunge liegt am Gaumen an und reicht bis zu den Schneidezähnen. Wir lockern die runde Mundmuskulatur, kreisen mit unseren Sinnen um den Mund herum und entspannen ihn.

Nun fühlen und entspannen wir das Kinn und den Hals und gleiten über die Brust hinunter, spüren dabei die Rippen einzeln von oben nach unten, fühlen den Magen mit dem Sonnengeflecht und den Unterbauch mit der energetischen Mitte. Dann gleiten wir über das Schambein zu den Leisten, die wir lockern, über die Oberschenkel zu den Knien, über die Unterschenkel zum Rist und zu den Zehen, die wir einzeln spüren und entspannen. Der Fluß endet in den Großzehen.

Wir kehren noch einmal zum Energiezentrum im Unterbauch zurück und holen ein paar Atemzüge aus dem Kosmos dorthin.

3.6.2.3. Der dritte Weg: vom Baihui nach hinten

Dieser Entspannungsweg beginnt im Baihui und endet an den Fußsohlen. Wir atmen miteinander durch die Nase in den Baihui ein. Der Atem fließt weiter und entspannt die Kopfhaut und den Nacken, der auch so oft verspannt ist. Wir fühlen und lockern ihn von oben nach unten - Muskel um Muskel, Wirbel um Wirbel. Dann kommen wir zu den Schultern und Schulterblättern und gleiten über den Rücken, über die Rippen und die Wirbelsäule bis zum Kreuzbein hinunter. Im Kreuzbein verweilen wir und versuchen, das Sacrum, das „Heilige Bein", in alle Richtungen zu entspannen - von der Mitte des Kreuzes aus fließen wir förmlich auseinander.

Dann verlassen wir das Kreuzbein und sinken mit unseren Sinnen nach unten. Wir fühlen und lockern das Gesäß, die Oberschenkel, die Kniekehlen, die Waden, die Fersen und die Sohlen. Der Strom endet in den „Sprudelnden Quellen", den Anfangspunkten des Nierenmeridians, die sich zwischen dem Großzehen- und Kleinzehenballen befinden. Auch dort nehmen wir unseren Pulsschlag wahr.

3.6.2.4. Der vierte Weg: vom Baihui durch die mittlere Längsachse des Körpers

Wir gehen zurück in unsere Mitte. Wir atmen einige Male in den Bauch hinein und bereiten uns auf den letzten Entspannungsweg vor. Er beginnt wie alle Entspannungswege im Baihui, führt aber durch unsere Körpermitte hindurch. Wir nehmen diesmal den Atem direkt durch die Schädeldecke von oben her auf und lassen ihn durch den Körper hinunter sinken. Mit dem Atem tritt Licht in den Körper ein. Das Licht bringt Wärme mit sich, und Wärme spendet Entspannung und Wohlgefühl. Der Kopf füllt sich mit Licht, und wir sehen die vielen Windungen des Gehirns und seine Höhlen. Wir sehen die sieben Nasennebenhöhlen. Wir lassen das Licht in den Hals sinken, durchleuchten die Mandeln, die Lymphbahnen des Halses und die Schilddrüse. Dann leuchtet unser ganzer Brustkorb auf, und wir sehen die Lunge. Sie gleicht einem blühenden Baum voller Bläschen. Wir kommen zum Herzen. Wärme und Dankbarkeit breiten sich über den Körper aus.

Wir sinken mit dem inneren Auge weiter und leuchten den Magen, die Milz, die Leber, die Gallenblase, die Nieren, die Blase, die inneren Sexualorgane und die ganze Bauchhöhle mit den Gedärmen aus. Dann sinken wir zu den äußeren Sexualorganen und kehren in diesen großen Bereich um den Huiyin, den wir im ChanMi-Qigong Michu nennen. Michu heißt übersetzt „geheimer Ort". Er umfaßt den ganzen Damm- und Schambereich und ist eines der wichtigsten energetischen Gebiete. Wenn er offen und locker ist, kann er viel Energie freisetzen. Er braucht Liebe, Hingabe und Zeit. Hetze und Nervosität verschließen ihn. Wir öffnen ihn, wie sich eine Lotusblüte öffnet. Die Wirbelsäule bewegt sich leicht, und die Blüte öffnet sich Blatt um Blatt. Ein lustvolles Gefühl breitet sich über die Leisten und Oberschenkel aus. Wir senden noch einige lächelnde Atemzüge durch den Michu hindurch.

Dann kehren wir mit gesammelter Aufmerksamkeit in unsere energetische Mitte im Unterbauch ein. Wir sind entspannt und gesammelt zugleich. Wie eine Pyramide sitzen wir da - unten breit, schwer und wohl verankert, oben ganz leicht. Wir sind ganz da - in einer jeden Zelle unseres Körpers, mit allen unseren Sinnen. Jede Zelle sieht, hört, fühlt, schmeckt und riecht - nimmt wahr! Wir sitzen auf der Erde, über uns wölbt sich der Himmel. So lange wir leben, sind wir mit beiden Mächten in einem ständigen Austausch, schöpfen unseren Atem, unsere Nahrung von ihnen - und schenken ihnen dankbar unser Lächeln.

Vier Wege der Entspannung

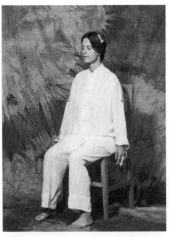

a) Der erste Weg: vom Baihui zu beiden Seiten

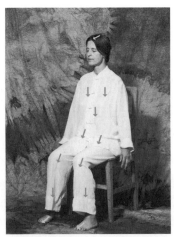

b) Der zweite Weg: vom Baihui nach vorne

Vier Wege der Entspannung

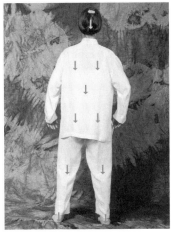

c) Der dritte Weg: vom Baihui nach hinten

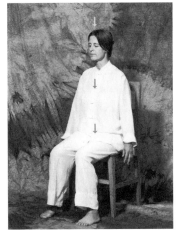

d) Der vierte Weg: vom Baihui durch die mittlere Längsachse des Körpers

3.7. Reinigungsübung mit frischem Quellwasser

Mitten im Alltag hat sich sehr gut die „Reinigungsübung mit frischem Quellwasser" bewährt. Man braucht für sie keine besondere Haltung oder Vorbereitung. Man kann sie überall - bei der Arbeit, in der Straßenbahn, nach und inmitten jeder Auseinandersetzung und Aufregung anwenden.

Es ist eine kurze wirksame Übung. Sie nimmt nicht nur alles Negative mit, sondern baut auch energetisch auf.

Alles, was sie an Vorbereitung braucht, ist eine kurze Entspannung. Dann stellen wir uns vor, daß wir uns in einem Wasserstrom befinden. Das klare frische Wasser kommt von den hohen Berggipfeln, die wir vor unserem inneren Auge in der Sonne glänzen sehen. Das Wasser umspült und durchdringt uns. Es bringt

Erfrischung und Kraft und nimmt alles mit, was uns belastet - Müdigkeit, Mißmut, Krankheiten... Wir sehen auch, wie unsere Belastungen mit dem Strom weit weggetragen werden. Wir lassen dies eine Weile geschehen. Zum Schluß sammeln wir unsere Sinne im Energiezentrum.

Sie können sich auch von einem Lichtregen reinigen lassen, der aus dem Himmel fließt, Sie reinigt und den Unrat weit von Ihnen wegschwemmt oder tief in die Erde mitnimmt.

3.8. Reinigung der Zellen und Poren

Die folgende Reinigungsübung reinigt nicht nur unsere Zellen und Poren, sondern versorgt sie auch mit neuer Energie. Sie hat ihre Wurzeln im ChanMi-Qigong, das im verstärkten Maße die Visualisierung der einzelnen Zellen thematisiert.

Wir reinigen unsere Zellen und Poren mit Hilfe unseres Atems und der Vorstellungskraft. Wir atmen Licht aus der Ferne in den Bauch hinein und füllen den ganzen Körper damit. Ausatmend führen wir den Atem durch alle Zellen und Poren und „waschen" sie auf diese Weise. Wir holen den lichten Atem aus den kosmischen Fernen und nehmen wahr, wie die Zellen bereits nach einigen Atemzügen durchsichtiger und durchlässiger werden, wie sie sich wie Blüten öffnen und zu lächeln beginnen. Mit dieser kleinen Übung können wir auch den Tag abschließen. Wir wachen dann erfrischt am Morgen auf.

3.9. Die Schutzhülle

Wir brauchen oft einen Schutz, um die geschöpfte Energie nicht sofort wieder zu verlieren. Mit diesem Schutz geht uns niemand und nichts zu nahe oder zu sehr unter die Haut. Wir bekommen einfach mehr Abstand. Gleichzeitig baut uns diese einfache kurze Übung effektiv auf.

Wir atmen Licht und füllen damit unseren Körper wie zuvor. Ausatmend aber hüllen wir uns in den lichten Atem ein, statt den Atem in die Weite des Weltalls zu entlassen. Wie die Sonne ihre Sonnenstrahlen, so breiten wir Licht um uns aus und bauen daraus eine Hülle. Wir atmen drei Mal auf diese Weise. Beim vierten Mal atmen wir blaues oder violettes Licht ein. Ausatmend lassen wir das Blau die helle Lichthülle durchdringen und einen Schutzmantel um unseren Sonnenkern bilden. Auch der Mantel der „Schutzmantel-Madonna" ist stets blau gewesen. Durch den blauen Mantel wird die helle Hülle geschützt und kann eine Weile um uns bestehen. Beim nächsten Mal vergessen wir nicht, sie rechtzeitig zu erneuern

Diese Schutzülle ist keineswegs eine bloße Vorstellung. Die Vorstellung schafft Wirklichkeit.

3.10. Verstärkung der Wirkung durch Bewegung

Das Zusammenwirken von Atem und Vorstellung kann durch Bewegung verstärkt werden. Die Bewegung muß überhaupt nicht auffällig sein. Es reicht, wenn sich unsere Wirbelsäule ganz leicht, fast unscheinbar bewegt. Die Bewegung sorgt nicht nur dafür, daß unsere Rückenbeschwerden verschwinden, sondern auch, daß wir uns energetisch stärker aufbauen. Im ChanMi-Qigong ist die Wirbelsäulenbewegung die Basis aller Übungen. Sie aktiviert Energie. Darum machen wir uns zum Grundsatz, daß wir immer die Wirbelsäule leicht schwingen lassen, unabhängig davon, ob wir stehen, sitzen oder liegen. Gerne stellen wir uns dabei vor, daß wir sehr, sehr groß sind, oder sogar, daß wir uns schwerelos im Weltraum bewegen. Die Bewegungen sind dann langsamer und geschmeidiger, und wir aktivieren schneller die Energien, die wir brauchen.

Die Wirbelsäulenbewegung läßt sich gut auf einem Gymnastikball sitzend üben. Für Rollstuhlgebundene wäre ein Rollstuhl ideal, dessen Sitzfläche herausnehm-

bar ist. Mehrere Male am Tag könnte man statt dessen einen Gymnastikball einschieben und mit seiner Hilfe die Wirbelsäule zum Schwingen bringen.
Eine weitere Steigerung der Wirkung erreicht man durch die Entspannung des Michu.

3.11. Mit dem Steißbein schwingen

Diejenigen, die das Bedürfnis haben, ihre Wirbelsäule so stark zu bewegen, daß es sichtbar wird, fühlen sich wahrscheinlich gehemmt, diese Übung in der Öffentlichkeit zu praktizieren. Sie können eine andere Variante wählen: Sie lassen nicht die ganze Wirbelsäule wellen, sondern Sie bemühen sich beim Lockern des Michu, mit dem Steißbein leicht hin und her zu schwingen. Sie erreichen damit dieselbe Wirkung.

3.12. Kreise und Spiralen im Bauch beschreiben und mit Bällen spielen

Eine bewährte Weise, Energie im Alltag zu mehren, ist das Beschreiben verschiedenster Kreise und Spiralen im Bauch. Überall, wo Sie sind, können Sie sich dieser Tätigkeit widmen. Beim Beschreiben der Kreise ist eine aufrechte Haltung vorteilhaft, weil Sie so leichter das Gefühl für Ihre Mitte entwickeln. Sie können die Übung in verschiedenen Ebenen durchführen: in der Waagrechten, und in der Senkrechten auf zwei weitere Arten: einmal wird dabei der Körper in die linke und rechte Hälfe geteilt, einmal in die vordere und hintere. Sie können auch unabhängig von den Ebenen Kreise drehen. Wichtig an der Übung ist, daß Sie daran Spaß haben. Zum Schluß vergessen Sie nicht, in die Mitte einzukehren und sich dort kurz zu sammeln.
Gleichwertig mit dieser Übung ist das „Spielen mit Bällen" im Bauch. Sie formen mit Hilfe Ihrer Vorstellung und der leichten Wirbelsäulenbewegung einen Ball im

Bauch. Diesen Ball können Sie mit Ihrem Atem „nähren" und dadurch vergrößern. Den Atem führen Sie entweder auf dem gewohnten Weg oder direkt durch den Bauchnabel in den Bauch hinein. Sie können den Ball von Bauchwand zu Bauchwand schmeißen, Sie können ihn rollen, Sie können sich von ihm dehnen lassen. Ihr Bauch wird dann Ihrem Empfinden nach dem Bauch eines Buddhas gleichen. Abschließend verdichten Sie den Ball zu einem Punkt in Ihrer Mitte, in dem Sie sich eine Weile ausruhen.

3.13. Übung zur besseren Wahrnehmung des Qi

Wir haben zwar gelernt, die negative Energie abzuleiten und Energie zu mehren, wir haben aber bislang nicht gelernt, die Energie zu spüren. Dies ist zwar nicht unbedingt notwendig, aber es ist trotzdem von Vorteil, das Qi fühlen zu können, weil Sie damit gezielter arbeiten können.

Wir sitzen entspannt und lächeln aus dem Herzen. Der Michu ist entspannt, die Wirbelsäule bewegt sich unscheinbar. Unsere Hände ruhen auf den Schenkeln. Sie sind locker und ohne jede Spannung. Wir schicken alle unsere Sinne in unsere Hände und Finger. Wir öffnen die Handherzen - das sind im christlichen Kulturkreis die Stigmatisierungsgebiete - und steigern dann die Fühligkeit der einzelnen Finger. Wir sind in den Mittelfingern anwesend, nehmen ihre Spitzen wahr, die Nägel, die Nagelwurzeln, die Gelenke und die Glieder zwischen ihnen. Um ihre Fühligkeit noch ein bißchen zu erweitern, lassen wir die Mittelfinger in der Vorstellung wachsen und dicker werden. Wir spüren, wie das Blut in ihren Spitzen pulsiert. Dann widmen wir uns auf derselben Weise den Ringfingern, den Zeigefingern, den Kleinfingern und zum Schluß den Daumen. Wir durchfühlen und lockern noch den Rest der Hände bis zu den Handgelenken und lächeln in sie hinein.

Die beiden Arme bilden einen Kreis vor dem Körper. Diesen erheben wir langsam bis in Kopfhöhe. Stellen Sie sich vor, Sie tragen die Erdenergie in Form eines

Balles nach oben und bringen sie dem Himmel dar. In Kopfhöhe sinken die Handflächen unmittelbar vor dem Körper hinunter. Sie führen die Himmelsenergien zur Erde hin. Unten wenden sich die Handflächen nach oben und steigen wieder hoch. Es entsteht ein schöner Kreislauf. Beim Hochsteigen der Hände übertragen Sie das Körpergewicht leicht nach vorne und atmen ein, beim Hinuntersinken übertragen Sie das Gewicht nach hinten und atmen aus. Die Bewegung ist sehr langsam. Mit allen unseren Sinnen sind wir in den Händen und Armen anwesend und nehmen wahr. Wenn die Arme zum dritten Mal gesunken sind, steigen sie seitlich bis in Hüfthöhe; die Handflächen schauen dabei zueinander. In dieser Höhe fangen sie an, sich aufeinander zu zubewegen - langsam, ganz langsam. Bevor sie sich berühren, bleiben sie stehen. Nach einer Weile fangen die Hände an, sich hinauf und hinunter zu bewegen, als würden sie sich aneinander reiben. Sie berühren sich aber nicht. Dann entfernen sie sich wieder langsam voneinander, um sich nochmals zu nähern und die Fingerspitzen aneinander zu „reiben". Führen Sie dasselbe mit Ihren Handherzen durch! Abschließend legen Sie die „geladenen" Hände am Energiezentrum übereinander. Das innere Auge führt die gesammelten Sinne in die Mitte, wo sie sich ausruhen.

Alles, was Sie in und zwischen Ihren Fingern, Händen und Armen wahrgenommen haben, sind verschiedene Erscheinungen des Qi - der Energie, die Sie aktiviert haben. Jeder nimmt sie anders wahr - einige spüren ein Prickeln, andere Wärme oder Strömen, wieder andere erzählen von Magneten, die die Hände aneinander halten oder aber nicht zueinander kommen lassen wollen. Sie können die Energie manchmal auch sehen, wenn Sie sich nicht besonders darum bemühen. Sie müssen richtig locker sein. Sie schauen in Richtung der Hände, aber nicht gezielt. Sie sehen sie, und gleichzeitig sehen Sie sie nicht. Ihr Blick ist entspannt. Vielleicht schielen Sie sogar ein bißchen vor lauter Entspannung. Dann kann es sein, daß Sie einen milchig weißen „Nebel" oder Strom erblicken. Vor einem dunklem Hintergrund sieht man das Energiefeld am leichtesten.

Sie müssen aber die Energie nicht sehen können, es reicht, sie zu spüren, um mit ihr gezielt arbeiten zu können. Manche Menschen fühlen sie sofort, bei einigen dauert es länger, und einige spüren sie überhaupt nicht. Sie können beruhigt sein: Die Übungen wirken, auch wenn Sie nichts spüren. Darum strengen Sie sich nicht zu sehr an, sondern fassen Sie es eher als ein interessantes Spiel auf. Bestimmt haben viele von Ihnen das „Qi-Gefühl" schon früher gehabt - beim Fingerspiel aus Langeweile, oder beim Tanzen, oder wenn Sie ganz entspannt und glücklich waren? Nur haben Sie es nicht *Qi* genannt.

Übung zum Wahrnehmen des Qi

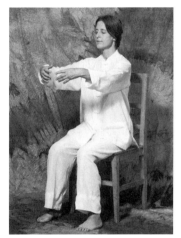
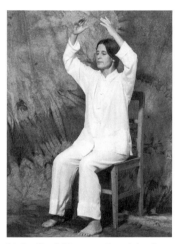
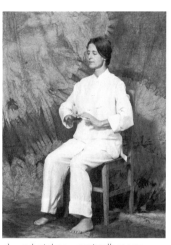

a) Wir tragen die Erdenergie in Form eines Balles nach oben.

b) In Kopfhöhe wenden sich die Handflächen nach unten

c) und sinken unmittelbar vor dem Körper hinunter.

Übung zum Wahrnehmen des Qi

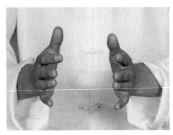

d) Die Hände bewegen sich langsam aufeinander zu.

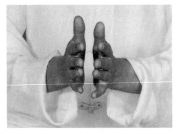

e) Die Hände bewegen sich hinauf und hinunter, als würden sie sich aneinander reiben.

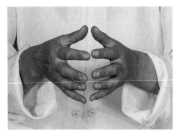

f) Die Fingerspitzen „reiben" aneinander.

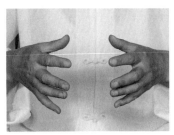

g) Die Hände entfernen sich langsam voneinander.

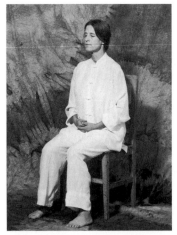

h) Am Ende der ganzen Übung werden die „geladenen" Hände am Energiezentrum übereinander gelegt.

3.14. Mit dem Qi-Ball spielen

Die nächste Übung führt Sie tatsächlich in die Welt der Spiele ein. Sie verfahren so wie in der vorherigen Übung. Wenn Sie dann eine Fülle zwischen den Fingern und Händen spüren, formen Sie sie zu einem kleinen Ball. Kneten Sie ihn richtig, fahren Sie seine Konturen nach. Durch leichtes sukzessives Auseinanderziehen der Hände beim Kneten und Fühlen des Balles können Sie den Ball auch vergrößern, durch ein mäßiges Druckausüben verkleinern Sie ihn. Sie können ihn auch mit einer Hand fassen und der anderen Hand zuwerfen.

Wenn Sie die vorherige Übung nicht machen wollen, setzen Sie sich bequem auf einen Stuhl, entspannen sich, lassen Ihre Wirbelsäule oder das Steißbein schwingen, öffnen den Michu und lächeln aus dem Herzen. Atmen Sie aufmerksam in den Bauch hinein. Legen Sie Ihre Hände auf die Oberschenkel, so daß die Handflächen nach oben schauen. Lassen Sie Ihre Hände fühlig werden und öffnen Sie Ihre Handherzen. Seien Sie mit Ihrer ganzen Aufmerksamkeit in den Händen anwesend. Schauen Sie in Ihre linke Handfläche hinein, anschließend in die rechte, wieder in die linke, dann in die rechte u.s.w. ... Sie können die Hände leicht mitbewegen. Nach einer Weile werden Sie vielleicht Impulse in den Handflächen wahrnehmen, die mit dem Blick zusammenhängen. Sie beginnen gleichzeitig mit dem Blick, einen imaginären Ball von einer Hand in die andere zu werfen und spüren, wie er die eine Hand verläßt und in die andere fällt. Sie können den Ball mit Ihrer Vorstellung vergrößern und schwerer machen oder auch verkleinern. Sie können ihn auch langsamer oder schneller schmeißen. Nach einer Weile bekommen Sie ein Gefühl dafür, und es macht Ihnen richtig Spaß, so zu spielen. Sie können es auch Ihren Kindern oder Freunden beibringen und zusammen mit ihnen einen Qi-Ball schmeißen. Mit diesem Spiel können Sie viel Energie aktivieren.

Mit dem Qi-Ball spielen

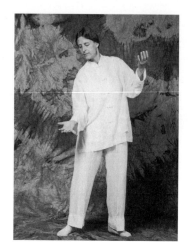
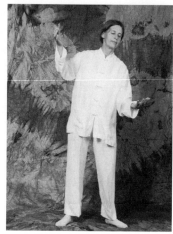

3.15. Gelenk-Gleiten

Gelenk-Gleiten

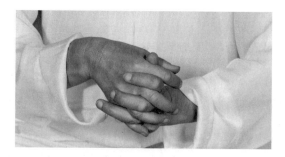

Wir falten unsere Hände wie beim „Händeringen". Beim Händeringen haften aber die Hände und Finger fest und steif aneinander, weil sie ein Ausdruck der

Verzweiflung sind. Unsere Hände aber sind entspannt, die Finger berühren sich leicht. Unsere Sinne sind in allen Hand- und Fingergelenken anwesend und lächeln in sie hinein. Nun beginnen wir, alle Gelenke gleichzeitig leicht zu bewegen und aneinander zu reiben. Die Bewegung überträgt sich weiter bis in die Ellbogen und in die Schultergelenke. Überall reiben Gelenke aneinander und erzeugen Energie. Diese Übung läßt sich gut mit dem „Reiben" der Fingerspitzen kombinieren. Beide lassen sich überall durchführen, ohne daß Sie auffallen. Der eine dreht Däumchen, der andere kaut Nägel, und Sie „reiben" Fingerspitzen oder Gelenke. Obwohl sie unauffällig sind, sind diese einfachen Finger- und Handspiele sehr effektiv.

3.16. Fingerübung beim Autofahren

Während einer Autofahrt können wir die Finger einer Hand locker gegeneinander und gegen die Handfläche bewegen, während die andere Hand lenkt. Statt zu ermüden, bauen wir uns auf. Die Bewegung ähnelt der Bewegung, die entsteht, wenn wir ein Seifenstück in einer Hand umdrehen oder mit einer Hand Teig kneten wollen.
Um Energie beim Autofahren zu aktivieren, können wir auch die Fingerspitzen der freien Hand leicht gegeneinander reiben.

3.17. Mudras

Mudras sind Fingerhaltungen, mit denen wir die Wirkung unserer geballten Vorstellung unterstützen. Es gibt in den östlichen Kulturen Hunderte von Mudras. Wir lernen hier nur eine einfache Mudra. Wir fügen jeweils den Mittelfinger und den Daumen (beim Autofahren nur einer Hand) zusammen. Sie können selber beobachten, ob Sie damit die Wirkung der verschiedenen Übungen aus dem Stillen Qigong steigern.

3.18. Mantras

Es gibt Laute, Mantras, die heilend wirken oder die Wirkung anderer Übungen steigern. Jede Kultur hat ihre heilende Laute. Am bekanntesten von all diesen Lauten ist vielleicht das buddhistische „om". Die östlichen Kulturen arbeiten viel mit heilenden Lauten, bei uns machen es meist nur die Atempädagogen. Unsere Kultur hat solche Laute nicht eigens gepflegt; „ach" und „hu" aber sind Laute, die wir unbewußt beim Ableiten von negativen Informationen zusammen mit einem intensivem Ausatmen verwenden.

Die Chinesen haben die „Sechs heiligen Laute". Die Mantras, die wir in unseren Übungen verwenden werden, stammen aus dem Tibet und werden im ChanMi-Qigong, das seine Wurzeln im tibetischem Hochland hat, praktiziert.

Sie werden tief in der Kehle gebildet, so daß man spürt, wie die Stimmbänder schwingen. Später, wenn man es kann, reicht der Gedanke, um die Schwingung zu erzeugen. Am wirksamsten sind sie, wenn sie stimmlos „ausgesprochen" werden.

Der Laut „ei" ist wie eine Morgensonne, die die Blüten aus ihrem Nachtschlummer weckt. Der Laut „a" ist wie die pralle Mittagssonne.

Diese zwei Mantras lassen sich gut mit der oben besprochenen Mudra und der Visualisierung eines geschwächten Körperteils oder Organs kombinieren.

Sie setzen sich entspannt, lassen Ihre Wirbelsäule oder nur das Steißbein schwingen, öffnen den Michu und wecken das Innere Lächeln. Dann visualisieren Sie z.B. Ihre kranken Beine. Sie sehen sie in allen Einzelheiten vor Ihrem inneren Auge. Alle Ihre Sinne sind in ihnen anwesend. Anschließend bilden Sie Ihre Mudra und stimmen beim Ausatmen die Mantras an - zunächst das „ei" und danach das „a". Vergessen Sie nicht, stets aus dem energiereichen Kosmos einzuatmen.

Der Laut „ha" baut nicht auf, sondern leitet ab. Er wird stets verwendet, um die negativen Informationen aus dem Körper zu leiten und ihn zu reinigen. Sie können ihn durch eine herabsinkende und ableitende Bewegung Ihrer Hände unterstützen.

3.19. Welche und wieviele Übungen praktiziere ich?

Versuchen Sie nicht, alle diese Übungen nacheinander zu praktizieren! Statt aufzubauen, würden sie Sie umlegen. Sie würden erschöpft zu Boden fallen. Ich habe in diesem Buch so viele zusammentragen, damit Sie die Möglichkeit haben, sich diejenigen herauszusuchen, die Ihrer Natur und Neigung und auch Ihren Möglichkeiten entsprechen. Üben Sie, solange es Ihnen Spaß macht und solange Sie spüren, daß Sie dadurch gestärkt werden. Sie können sich verschiedene Übungen heraussuchen, und Sie können bei einer einzigen bleiben. Wenn Sie einmal keine Kraft zum Üben haben, schauen Sie einfach zum Himmel, holen Sie Ihren Atem von dort und fühlen Sie, wie er durch Ihren Körper fließt.

Vergessen Sie nie, sich vor dem Üben kurz zu entspannen und das Innere Lächeln zu wecken und zum Abschluß der Übung die Energie im Energiezentrum zu sammeln. Haben Sie nie ein schlechtes Gewissen, wenn Sie nicht üben! Lächeln Sie darüber!

3.20. „Lichtregen" – eine Reinigungsübung nach starker Belastung oder am Ende des Tages

Als Abschluß des Kapitels „Übungen für den Alltag" möchten wir eine Reinigungsübung aus dem ChanMi-Qigong machen. Wir praktizieren sie nach starken Belastungen oder aber am Ende des Tages, bevor wir ins Bett gehen. Sie werden sehen, daß Sie in der Früh ganz anders aufstehen, wenn Sie am Abend davor diese Reinigungsübung durchgeführt haben.

Sie besteht aus vier Komponenten:

1. Unsere Wirbelsäule bewegt sich die ganze Zeit über unauffällig.
2. Wir sehen hoch über uns am Himmel eine Lichtquelle und davon ausgehend einen Lichtregen, der uns umspült und durchdringt. Wir sehen auch, wie der

Strom in den Tiefen der Erde verschwindet. Bei niedrigem Blutdruck soll man dem Strom nicht in die Tiefen der Erde folgen, sondern nur bis zu ungefähr einem halben Meter Tiefe. Oder man stellt sich vor, wie er an der Erdoberfläche weit weg geleitet wird. Wer hohen Blutdruck hat, holt in der Vorstellung den Himmel zu sich herunter, so daß er ihn fast berühren kann.

3. Unsere Arme steigen langsam seitlich hoch. Die Handflächen sind empfindsam, die ganzen Hände sind sehr fühlig. Die Arme sind lang und ragen bis zum Himmel hinauf. Sie nähern sich der Lichtquelle und sammeln zunächst ihre Strahlen, wie es Blütenkelche tun. Anschließend wenden sich die Handflächen zum Körper hin und beginnen im Abstand von einer Handbreite, vor dem Körper wellenförmig zu sinken und den Körper wie mit einem Waschlappen Stockwerk um Stockwerk zu reinigen.

4. Die Reinigung wird durch den stimmlosen Laut „ha" unterstützt. Beide Phasen, die aufsteigende und die sinkende, dauern ca. zehn Atemzüge. In der schöpfenden Phase ist das Einatmen, in der reinigenden das Ausatmen intensiver und länger. Drei Mal wiederholen wir die Übung, in besonderen Fällen machen wir sie bis zu sieben Mal. Zum Schluß heben wir die Arme seitlich bis in Höhe der Hüften und führen sie langsam zum Unterbauch, wo sich die Hände übereinander legen (nach chinesischer Lehre ist die linke bei den Frauen oben, bei den Männern die rechte). Zum Schluß versinken wir in unsere energetische Mitte, wo wir alles zusammenströmen und zur Ruhe kommen lassen.

„Lichtregen" - Reinigung nach starker Belastung oder am Ende des Tages

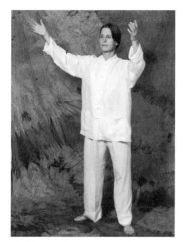

a) Unsere Arme steigen langsam seitlich hoch.

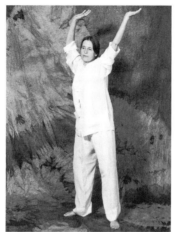

b) Sie sammeln die Lichtstrahlen so, wie es Blütenkelche tun.

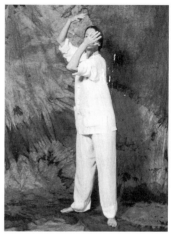

c–e). Die Handflächen wenden sich zum Körper, sinken wellenförmig vor dem Körper und reinigen ihn.

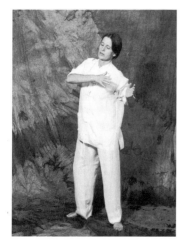

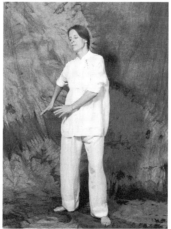

4. Energiekreise

Energiekreise gehören zu den effektivsten Methoden, Energie zu schöpfen und zu aktivieren.

Sie bringen frische kosmische Energie, die den ganzen Körper mit ihrem dynamischen Strom von der negativen Energie befreit und mit neuer unverbrauchter Energie versorgt.

Man kann sie sowohl „sichtbar" mit dem ganzen Körper wie auch „unsichtbar" - nur in der Vorstellung oder mit minimaler Bewegung der Wirbelsäule - üben.

Als vorbereitende Übung dafür möchten wir „Das Öffnen der Fünf Herzen" lernen. Sie öffnet alle „Pforten", die zum Fluß des Energiestroms notwendig sind.

4.1. Das Öffnen der fünf Herzen

Wir sitzen entspannt. Der Michu und das „dritte Auge" sind locker und ohne jede Spannung. Unser Herz lächelt. Alle unsere Sinne schicken wir in unsere energetische Mitte hinein. Wir aktivieren dort die Energie durch Wirbelsäulenbewegung und den inneren Blick. Nach einer Weile beginnt das Qi, sich dort zu mehren. Dies erfährt jeder anders - manche fühlen in ihrem Energiezentrum eine verstärkte Bewegung oder Schwingung, manche spüren, daß sich dort eine angenehme Wärme ausbreitet, manche sehen ein bewegtes Licht, das an Intensität zunimmt, manche haben alle diese Wahrnehmungen zusammen, und manche nehmen etwas ganz anderes wahr. Viele haben das Gefühl, daß sie von innen heraus gedehnt werden.

Wenn die Energie im Zentrum stark verdichtet und ihr Streben nach außen genügend stark ist, öffnen wir nacheinander die Zugänge zu den Fünf Herzen und lassen die Energie dorthin fließen. Zunächst speisen wir die Fußherzen. Es sind die Gebiete um die Yongquan-Punkte, die sich zwischen Groß- und Kleinzehenballen befinden und die man auch „Sprudelnde Quelle" nennt. Sie sind die Anfangspunkte des Nierenmeridians und unsere Öffnung zur Erde hin. Auf dem ganzen Weg dahin - durch den Michu hindurch und die Beine, v. a. an den Innenseiten entlang, breitet sich Wärme aus. Die Fußherzen werden warm, voll lichter Energie. Wir sind mit allen unseren Sinnen in ihnen anwesend. Sie blühen auf.

Nach den Fußherzen öffnen wir auf dieselbe Weise den Michu. Dann folgen die Handherzen, danach kommt das mittlere Energiezentrum, auch Shanzhong genannt, das sich im unteren Drittel des Brustbeins befindet. Als das letzte „Herz" öffnen wir das bereits entspannte „dritte Auge", das man auch oberes Dantian nennt.

Wir stellen uns in den Energiefluß, der alles bewegt und nehmen wahr, was alles in diesen fünf Öffnungen geschieht.

Abschließend kehren wir mit der gesammelten Aufmerksamkeit ins Energiezentrum zurück.

4.2. Der obere Kreislauf

4.2.1. Der obere große Kreislauf

Wir sitzen oder stehen ganz entspannt und öffnen nacheinander die „fünf Herzen" - unsere Handherzen, Fußherzen, das „dritte Auge", die Brust und den Michu. Wir lassen uns damit Zeit und prüfen mit allen unseren Sinnen, ob wir uns nicht noch mehr entspannen können, ob sich unsere Anwesenheit nicht noch weiter steigern läßt. Das Innere Lächeln hilft dabei. Je entspannter und offener wir sind, desto größer ist die energetische Ausbeute.

Unsere Hände erheben wir bis in Schulterhöhe und bilden einen offenen Kreis. Wenn es uns zu anstrengend ist, dann lassen wir sie auf unseren Schenkeln mit den Handflächen nach oben liegen.

Wir beginnen mit dem Yin-Kreislauf. Die rechte Hand strecken wir in den Kosmos hinaus und atmen durch die Finger ein. Dann lassen wir den lichten Atemstrom an der Innenseite des Armes, über die Brust und die Innenseite des linken Armes strömen und durch die Finger in den weiten Kosmos hinaus fließen. Dort setzen wir den Kreis fort und atmen durch die Finger der rechten Hand ein. Die Wirbelsäule unterstützt die kreisende Bewegung. Eine Weile lassen wir den Atemstrom kreisen, bis wir einen mächtigen Strom spüren.

Dann gehen wir zum Yang-Kreis über. Das Einatmen geschieht hier durch das Handherz. Der Atemstrom fließt aber quer durch die Hand zu ihrer Rückseite und weiter an der Rückseite des rechten Arms, über den Rücken und die Rückseite des linken Arms, quer durch die Hand und durch das linke Handherz in die Weiten des Universums hinaus. Wenn wir spüren, daß der Strom eine Weile mächtig fließt, gehen wir zum kleinen Kreis über. Wir ziehen uns aus den kosmischen Weiten zurück und setzen im mikrokosmischen Bereich fort.

Der obere große Kreislauf

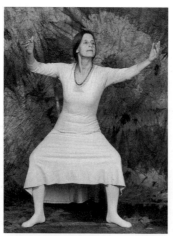

a) Der Yin-Kreislauf

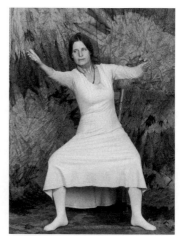

b) Der Yang-Kreislauf

4.2.2. Der obere kleine Kreislauf

Wir wenden ohne Unterbrechung die Hände zueinander und lassen den Strom nicht mehr in den Kosmos hinaus, sondern ohne Umwege aus der linken Hand in die rechte fließen. Dadurch bildet sich der obere kleine Kreislauf. Wir bleiben beim Yang-Kreislauf. Der Unterschied zwischen dem großen und dem kleinen Kreislauf ist, daß beim *großen* Kreislauf der Kosmos zwischen die Hände geschaltet ist, beim *kleinen* Kreislauf aber die Energie allein in uns kreist. Die kosmischen Energien werden dadurch in eigene verwandelt und aktivieren zugleich körpereigene Kräfte. Zwischen den Händen entsteht eine Energiebrücke, sonst bleibt alles gleich. Das bedeutet, daß die Energie nun beim kleinen Yang-Kreis von einem Handherz zum anderen geschickt wird und an den Außenseiten der Arme und über den Rücken fließt. Nach einer Weile gehen wir zum Yin-Kreis über.

Der kleine Yin-Kreis fließt über die Innenseiten der Arme, die Brust und durch die Finger, zwischen denen sich eine Energiebrücke bildet.

Nachdem wir auch diesen Kreis genügend genossen haben, bremsen wir den Strom und lassen ihn zur Ruhe kommen. Dann senken wir die Arme, um sie anschließend in einem kleinen Bogen vor dem Becken auf dem Energiezentrum zusammenzufalten. Mit allen unseren Sinnen steigen wir in unser Energiezentrum hinein und verweilen dort.

Kreisläufe versorgen den Körper mit frischer Energie, durchbrechen Stauungen und bringen körpereigene Energiebahnen wieder in Fluß. Wir können sie sowohl von rechts nach links wie von links nach rechts fließen lassen.

Der obere kleine Kreislauf

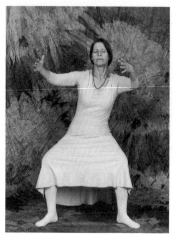
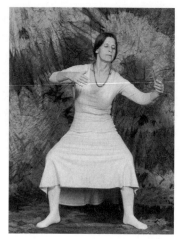

a) Der Yang-Kreislauf: die „Brücke" spannt sich zwischen den Handherzen.

b) Der Yin-Kreislauf: die „Brücke" spannt sich zwischen den Fingerspitzen.

4.3. Der untere Kreislauf

Der untere Kreislauf wird analog praktiziert. Wir atmen durch die Füße ein und aus und lassen den Energiestrom entweder an den Innenseiten der Beine und durch den Michu oder an der Außenseite der Beine und über das Gesäß fließen. Der Fluß durch die Innenseite ist der Yin-Kreis, der Fluß durch die Rückseite der Yang-Kreis. Die Yin-Energie fließt v.a. durch die Zehen, die Yang-Energie v.a. durch die Fußherzen. Es ist gleichgültig, ob man erst Yang oder Yin fließen läßt. Es ist aber wichtig, daß man erst den großen Kreis fließen läßt und die Energie aus dem Kosmos schöpft, bevor man zu dem eigenen Kreis übergeht.

Die Sammlung im Energiezentrum als Abschluß darf man natürlich nicht vergessen.

Es gibt auch die Möglichkeit, die Kreise zu heben oder zu senken und den Strom durch bestimmte Organe oder Körperteile zu leiten. Bei Augenleiden z. B. läßt man die beiden oberen Kreisläufe erst einmal richtig fließen. Ohne Unterbrechung hebt man anschließend den Energiekreis hoch und läßt ihn durch die Augen kreisen. Zunächst wird der Kreis wieder zum großen ausgeweitet, so daß durch das eine Auge aus dem Kosmos eingeatmet, durch das andere in den Kosmos ausgeatmet wird. Später geht man zum kleinen Kreislauf über.

Der untere Kreislauf

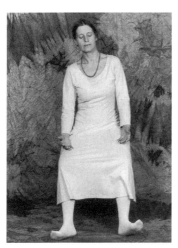

a) Der untere große Kreislauf

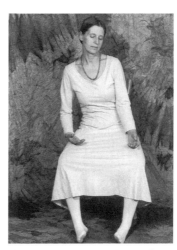

b) Der untere kleine Kreislauf

4.4. Der vertikale Kreislauf
4.4.1. Der große vertikale Kreislauf

Diesen Kreislauf vollziehen Frauen anders als Männer.

4.4.1.1. für Frauen:

Frauen holen ihren Atem aus dem Kosmos durch den Mund. Der Atem fließt durch die Yin-Seite (Vorderseite) des Körpers und durch den entspannten Michu hindurch und kehrt in die kosmischen Weiten zurück, von wo er wiederum durch den Mund eingeatmet wird. Die Wirbelsäule unterstützt den Kreislauf durch ihre Bewegung. Zum Schluß führt man den Energiestrom in die energetische Mitte hinein, wohin wir uns für eine Weile versenken. Dann gehen wir zum kleinen Kreislauf über.

4.4.1.2. für Männer:

Männer holen den Atem aus dem Kosmos durch den Michu in den Körper und lassen ihn durch die Yang-Seite (Körperrückseite) und durch den Mund zurück in den Kosmos fließen. Zum Schluß führt man den Energiestrom ins Energiezentrum hinein, wo man eine Zeitlang verweilt. Anschließend geht man zum kleinen Kreislauf über.

Der große vertikale Kreislauf

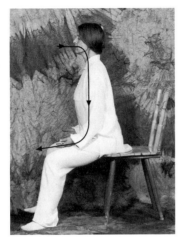
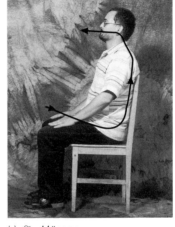

a) für Frauen b) für Männer

4.4.2. Der kleine Kreislauf

Den kleinen Kreislauf führen beide Geschlechter auf die gleiche Weise aus. Wir schreiben mit unserem inneren Auge in der Haut eine lichte weiße Linie entlang der Körpermittellinie. Der Beginn ist am Schambein. Von dort aus fließt die Linie zum Huiyin am Damm und weiter an der Wirbelsäule entlang hinauf und über den Kopf an der Körpervorderseite, immer der Mittellinie folgend, hinunter bis zum Schambein. Bei der ersten Runde verweilt man an einigen wichtigen Punkten. Es handelt sich v. a. um den Qügu am Schambein, den Huiyin am Damm, den Mingmen am Dornfortsatz des zweiten Lendenwirbelkörpers, den Baihui „Polarstern" (dem höchsten Punkt am Kopf), den Yintang - das „dritte Auge", den Shanzhong am Brustbein und das untere Dantian, das sich ca. drei Fingerbreit unter dem Bauchnabel befindet. Man versetzt sich in sie hinein und schaut, horcht und fühlt. Einige Punkte öffnen sich gleich, für einige braucht man Zeit, und einige lassen uns gar nicht hinein. Wir zwingen sie nicht, sondern setzen weiter fort und beginnen zu kreisen. Die Wirbelsäule unterstützt den Kreislauf mit ihrer Bewegung. Wir schließen an derselben Stelle, an der wir begonnen haben. Von dort aus begeben wir uns mit unserer ganzen Aufmerksamkeit ins Energiezentrum und sammeln uns.

Der kleine Kreislauf

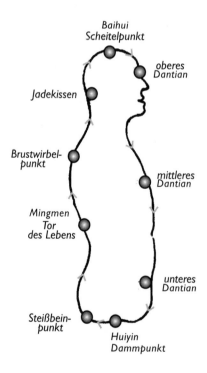

4.5. Himmel und Erde tauschen Feuer und Wasser

Auch mit dieser Übung tritt man in den „großen Kreislauf zwischen Himmel und Erde" ein und mehrt so Energie.

Die Wirbelsäule beginnt sich leicht und unscheinbar zu bewegen. Die Bewegung entlastet sie und aktiviert Energie. Wie stark und in welche Richtung die Wirbelsäule schwingt, hängt allein von unserem Gefühl ab.

Wir beginnen damit, daß wir den Atem aus dem tiefen Erdbrunnen holen. Wir führen ihn mit dem Einatmen durch die hintere Hälfte des Körpers - durch die Fußsohlen und Fersen, durch die Waden, die Streckseiten der Oberschenkel, den Dammbereich, durch die Beckenschaufeln und das Gesäß und weiter hinauf bis zum Zwerchfell. Das Zwerchfell ist der Umschlagplatz zwischen den Phasen des Atems. Ausatmend schwimmen wir mit dem Strom den Rücken hinauf bis zur Schädeldecke, durch die der Atem unseren Körper verläßt. Wir folgen ihm auf seinem senkrechten Weg in die kosmischen Weiten hinaus. Von dort aus holen wir unseren nächsten Atemzug, lassen ihn durch die Schädeldecke eintreten und führen ihn durch das Gesicht, den Hals und die Brust bis zum Zwerchfell. Dort wechseln die Phasen, und wir atmen über Bauch, Becken und die Vorderseite der Beine aus - bis in die Tiefen des unterirdischen Brunnens. Die Farbe des unterirdischen Wassers ist tiefblau, die Farbe der kosmischen Atemquelle oben ist rot. Den letzten Atemzug führen wir in unser Energiezentrum im Unterbauch hinein. Durch begleitende Armbewegungen unterstützen wir den Strom des Atems.

Himmel und Erde tauschen Feuer und Wasser

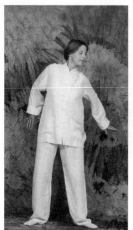 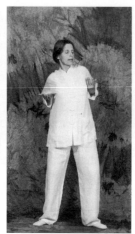 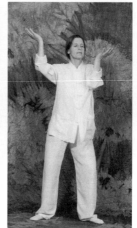 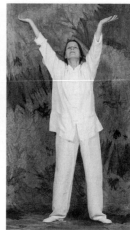

a–d) Wir führen den dunkelblauen Wasserstrom durch die hintere Hälfte des Körpers hoch.

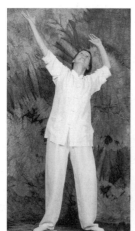 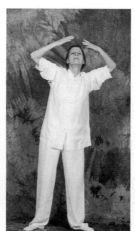 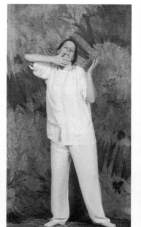 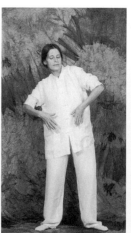

e–h) Durch die vordere Hälfte des Körpers führen wir einen roten Feuerstrom von oben nach unten.

4.6. Übung zur Reinigung und Stärkung bestimmter Organe und Körperteile

Diese Übung zeigt die energetische Reinigung am Beispiel einer Mandelentzündung. Natürlich ist sie auch für alle anderen Krankheiten anwendbar.

Wir atmen Licht von weit her. Unsere Arme und Hände können dabei mit lockenden Bewegungen helfen. Sie strecken sich in die kosmischen Weiten und nähern sich während des Einatmens dem Hals. Wir sind mit allen unseren Sinnen in den Mandeln anwesend. Wir sehen ihre Krypten, wir sehen den Eiter und folgen dem mächtigen Strom des reinigenden lichten Atems. Wir sehen die Trübungen und schmutzigen Verfärbungen des Lichts und führen den Atem ausatmend entweder in die Tiefe der Erde oder einfach weit vom Körper weg. Dabei stimmen wir den ableitenden Laut „ha" an. Wir wiederholen dies sieben Mal.

Anschließend möchten wir den Hals mit neuer Energie versorgen. Wir verbinden den Mittelfinger mit dem Daumen, führen das Licht einatmend in den Hals und füllen ihn mit unverbrauchter Energie. Ausatmend aktivieren wir sie und mehren sie dadurch, daß wir zunächst den Laut „ei" und dann den Laut „a" je sieben Mal anstimmen. Das Licht beginnt, sich im Hals zu mehren, zu bewegen, zu schwingen und über die Halsgrenzen auszubreiten. Man bedenke, daß bei der reinigenden Phase stets die Ausatmung intensiver und länger ist, beim Schöpfen der Energie dagegen die Einatmung. Bei der Aktivierung und Intensivierung sind beide Atemphasen gleich lang.

Danach soll der Lichtstrom noch einige Male denselben Weg wie am Anfang fließen. Auf diese Weise sorgen wir für Energieausgleich. Es entstehen keine Stauungen, und der mögliche Energieüberfluß wird abgeleitet.

Zum Schluß senden wir unsere gesammelte Aufmerksamkeit in unsere energetische Mitte.

Übung zur Reinigung und Stärkung bestimmter Organe und Körperteile

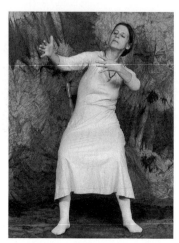

Die Hände begleiten mit lockenden Bewegungen den Weg des Atems - aus den kosmischen Weiten bis zu unserem Hals.

4.7. „Ich bin das All, das All ist Ich"

Wir sitzen, liegen oder stehen ganz entspannt und atmen Licht aus den kosmischen Weiten. Die Wirbelsäule bewegt sich leicht, wir lächeln aus ganzem Herzen. Der Körper füllt sich mehr und mehr mit bewegtem Licht. Das Licht fließt in jede Körperzelle hinein, macht sie durchsichtig und durchlässig und bringt sie zum Lächeln. Der ganze Körper wird durchsichtig und durchlässig und fängt an zu strahlen. Gleichzeitig beginnt das Licht, den Körper zu dehnen. Wir beginnen zu wachsen, werden groß und größer und immer lichter. Allmählich überragen wir die Erde an Größe und wachsen ohne Unterlaß. Mit jedem Atemzug brodelt mehr Licht in unserem Innern. Das Licht von außen durchdringt unsere Konturen und mischt sich mit dem Licht, das sich in uns mehrt und nach außen strömt. Je zufriedener wir sind, je intensiver das Lächeln aus unserem Innern steigt, desto durchlässiger werden wir, und desto größer wird der Austausch mit dem heilenden Kosmos. Mit jedem Atemzug durchfließt es uns, und mit jedem Atem wird unser Lächeln im Weltall verteilt. „Ich bin das All, das All ist Ich".

Wir genießen diesen Anblick. Unsere Organe sind unermeßlich, unsere Zellen sind mindestens einige Meilen groß. Sie werden durchströmt und sehen das bewegte Licht, hören sein Rauschen, spüren den Druck, riechen den frischen Duft.

Dann beginnen wir unseren Rückzug aus den kosmischen Weiten, verdichten und verkleinern uns. Allmählich nehmen wir unsere Konturen wieder deutlicher wahr, und wir bekommen unsere gewohnte Gestalt. Jede Zelle spürt ihre neue Frische. Im ganzen Körper prickelt und schwingt es noch.

Wir lassen alles zur Ruhe kommen. Zum Schluß sammeln wir die kosmische Fülle in unserer energetischen Mitte und versinken in ihr.

Es gibt eine andere Version dieser Übung, die für erfahrene Qigong-Übende gedacht ist. Der Anfang ist derselbe. Das wachsende Licht macht den Körper durchsichtig und dehnt ihn so, daß er allmählich seine Konturen verliert und man keinen Unterschied mehr wahrnehmen kann zwischen sich und der lichten Umgebung. Man löst sich auf, und das einzige, was bleibt, ist das Innere Lächeln. Nach einer Weile ruft man dann alle Zellen zurück und läßt sie aus den kosmischen Weiten zu der vertrauten Gestalt zusammenströmen. Sie sind groß und klar, gereinigt und mit neuem kosmischen Qi erfüllt. Man verdichtet sich und beginnt, die Konturen langsam wieder zu spüren. Der Körper verkleinert sich und bekommt allmählich seine gewohnte Größe. Zum Schluß zentriert man die kosmische Fülle in seiner energetischen Mitte und versinkt in ihr.

4.8. Energieverteilung nach der Übung

Anschließend können wir, wenn uns danach ist, die Hände vor dem Körper gegeneinander reiben und mit dieser Energie die Nierengegend und den Gürtelstreifen massieren. Wir können auch unter der Brust ansetzen und mehrere Male quer über den Solarplexus - das Sonnengeflecht - bis zur Hüfte streifen. Wir reiben und zwicken die Ohren von oben nach unten am Ohrrand entlang bis zu den Ohrläppchen. Wir fahren mit den ausgestreckten Mittelfingern durch die Winkel und Windungen der Ohrmuschel, bohren mit den Fingern in den Gehörgängen, „schwingen" aus den Handgelenken und ziehen sie wie einen Stöpsel heraus. Zum Schluß klopfen wir die Energiebahnen durch: erst die Yin-, dann die Yang-Seite. Wir heben die Arme hoch und klopfen an der linken Hand beginnend die Innenseite des Arms über den Hals bis zur Brust durch. Dann nehmen wir den rechten Arm. Anschließend klopfen wir mit beiden Händen die Vorderseite des Körpers und die Innen- und Vorderseiten der Beine bis zu den Füßen. Dort ändert sich die Richtung, und wir klopfen die Hinterseite der Beine, den Rücken und die Hinterseite der beiden Arme bis zu den Fingerrücken. Dann gehen wir noch einmal denselben Weg.

Energieverteilung nach der Übung

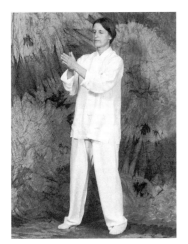

a) Wir massieren die Hände,

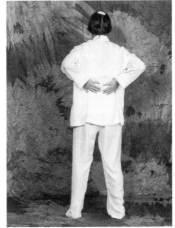

b) die Nierengegend

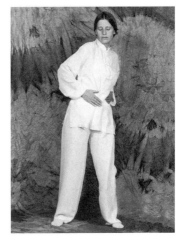

c) und den Gürtelmeridian.

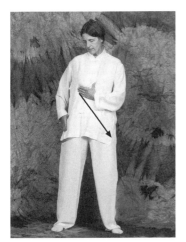

d) Wir setzen unter der Brust an und streifen quer über den Solarplexus.

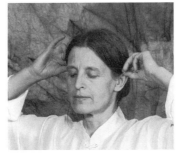

e) Wir massieren die Ohren: den Ohrrand

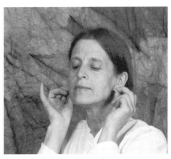

f) und das Ohrläppchen.

Energieverteilung nach der Übung

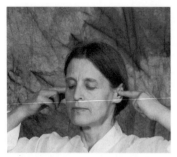

g) Mit den ausgestreckten Mittelfingern fahren wir durch die Windungen der Ohrmuschel

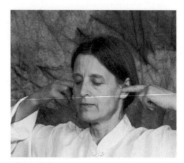

h) und bohren in den Ohren.

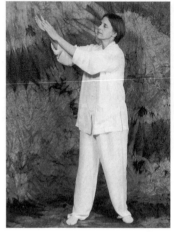

i–m) Wir klopfen die Yin-Seite des Körpers von oben nach unten

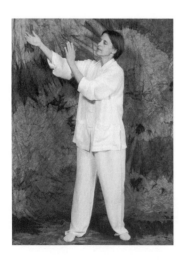

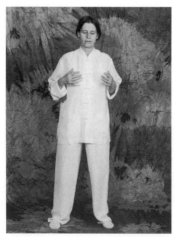

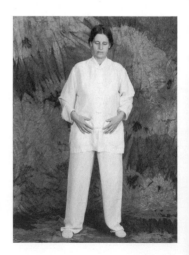

Energieverteilung nach der Übung

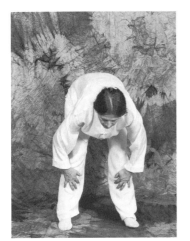
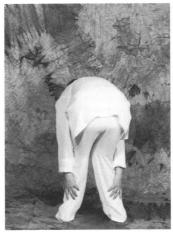
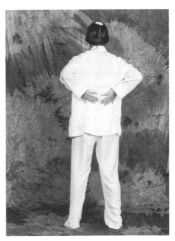

n–r) und die Yang-Seite des Körpers von unten nach oben.

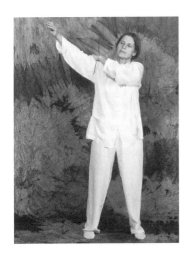

4.9. Rückwärtsgehen

Wenn es uns möglich ist, gehen wir immer wieder rückwärts. Wir können auch im Kreis laufen, damit wir mit niemandem zusammenstoßen. Wir sind dabei locker und entspannt, die Arme und auch die Beine schlendern. Unser Rücken ist mit Augen besetzt. Wir konzentrieren unsere Aufmerksamkeit zunächst auf das Gebiet um den Mingmen und das Kreuzbein. Später widmen wir uns den inneren Organen, der Wirbelsäule und den Gelenken. Wir lockern, lächeln, beobachten. Der Gang nach hinten ist sehr wichtig. Meist gehen wir vorwärts, was unserem zielstrebigen Lebensstil entspricht. Wie der Gang nach vorne den ganzen Körper auf eine bestimmte Weise bewegt und dabei ganz bestimmte Energien entwickelt, so auch der Gang nach hinten. Man geht ihn im Leben nur zu selten. Der Wechsel der Richtung ist heilsam. Er bringt eine Wende. Er führt uns auch in der Zeit zurück - zurück in unsere Kindheit - und aktiviert auch den pränatalen Energiefluß. Wir sollten täglich ein bißchen rückwärts gehen. Wer nicht gehen kann, geht in Gedanken.

4.10. Zusammenfassung

Sie haben sicherlich gemerkt, daß sich sehr viele Übungen um „Reinigung" drehen. Wir streben eine „Generalreinigung" an. Wir reinigen Leib und Seele und alle Körperzellen, befreien sie von schweren Belastungen und versorgen sie mit frischer Energie. Die seelische Reinigung ist ein wichtiger Schritt des ganzen Heilungsprozesses. Ihr vielleicht wichtigster Teil ist die Versöhnung: mit der Welt, mit dem anderen, mit sich selbst, mit der Krankheit. Versöhnung schafft eine neue Basis, verwandelt den Gegner zum Partner. Statt uns in endlosem Kampf zu erschöpfen, lassen wir uns auf den anderen ein, schenken ihm Gehör und gehen ihm großzügig entgegen.
Zur Versöhnung brauchen wir Entspannung und Inneres Lächeln. Es geht aber kaum, aus dem Herzen zu lächeln, wenn wir innerlich nicht versöhnt sind. Es gelingt uns nicht immer, diesen verhexten Kreis gleich zu durchbrechen. Darum üben wir immer alles in einem - Entspannung, Versöhnung und Inneres Lächeln.

Irgendwo gelingt der Durchbruch, und sobald der geschafft ist, haben auch die energetischen Reinigungsmethoden Erfolg. Je entspannter wir sind, umso detail- und weitreichender ist die innere Sicht. Je weiter ich mit meiner gesammelten Wahrnehmung ins Weltall vordringe, um so reinere Energie kann ich mir holen. Je tiefer ich in die Windungen des Hirns mit meinem inneren Auge blicke und seine zierlichen Zellen sehe, umso besser kann es sich erholen. „Zusammen mit dem Weltall atmen wir und teilen sein Schicksal" heißt es in der Übung „Huigong" des ChanMi-Qigong. Auch ich verändere das Weltall: „Das Weltall atmet mein Lächeln und teilt mein Schicksal".
Einigen Menschen liegt mehr die Bewegung, anderen mehr die mentale Arbeit. Vieles ist zwar eine Sache der Gewohnheit und der Übung; grundsätzlich aber gilt, daß man v. a. das tun sollte, wofür man eine Neigung hat. Man soll sich nicht zwingen und um jeden Preis versuchen, Energiekreise zu drehen, wenn man merkt, daß sich in der Ruhe der ganze Körper versteift, statt sich zu entspannen. In diesem Fall wendet man sich den Bewegungsübungen zu. Wichtig ist, daß wir durch die Übungen in Einklang mit uns selber kommen.

4.11. Abschlußübung aus dem ChanMi-Qigong

Wir möchten auch dieses Kapitel gemeinsam abschließen. Jede Abschlußübung stellt noch einmal die Verbindung zum Makrokosmos unserer Welt wie zum Mikrokosmos unseres Ichs her. Wir können dies in Gedanken vollziehen oder eine feste Übung dafür wählen. Die folgende Übung stammt aus dem ChanMi-Qigong.
Wir sitzen oder stehen, die Füße sind in Schulterbreite voneinander entfernt, die Fußspitzen schauen nach außen. Wir sind entspannt und gesammelt zugleich. Mit unseren lockeren Fingerspitzen nehmen wir Verbindung zur Erde auf, spüren die innere Beziehung und danken dafür. Langsam heben wir unsere Hände seitlich hoch und weiten unseren inneren Blick in alle Weltrichtungen, bis unsere Hände den Himmel berühren. Dort wenden sich die Handflächen zueinander und bringen die ganze Fülle zusammen. Sie verbinden sich und strecken sich bis zum obersten Licht. Mit einem Gefühl der Dankbarkeit sinken sie dann bis vor die

Augen, wo sie sich zum Gesicht hin öffnen und die mitgebrachte Fülle ausströmen lassen. Einen Teil davon nimmt das dritte Auge auf. Von dort aus sinkt der innere Blick langsam durch die Wirbelsäule hinunter und verbreitet Licht und Versöhnung. Zum Schluß läßt es sich in der energetischen Mitte nieder. Die zum Körper gewendeten Handflächen sinken gleichzeitig vor dem Körper und verteilen dort die Fülle. Sie sammeln noch Energie vor dem Becken und legen sich auf dem Bauch übereinander - die Daumen sind miteinander verbunden. Wir nehmen nochmals mit allen Zellen wahr und sind dankbar für unser Dasein. Dann vollziehen wir die Wende nach innen: Die Daumen bleiben in Berührung, die Hände öffnen sich und kehren erneut zueinander und zwar so, daß sich die Finger nun durchdringen. Unsere gesammelte Aufmerksamkeit wendet sich nach innen und verdichtet sich zu einem glühenden Funken in unserer Mitte.

Abschlußübung

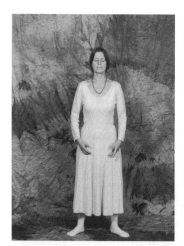

a) Wir sind entspannt und gesammelt

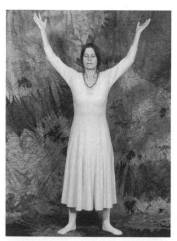

b) Wir erheben die Arme und weiten unseren inneren Blick in alle Weltrichtungen, bis unsere Hände den Himmel berühren

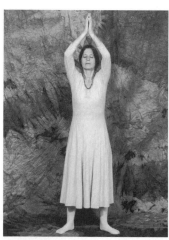

c) Dort wenden sich die Handflächen zueinander und bringen die ganze Fülle zusammen

Abschlußübung

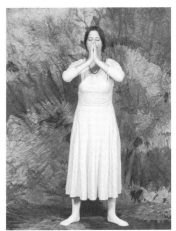

d) Mit einem Gefühl der Dankbarkeit sinken sie bis vor die Augen,

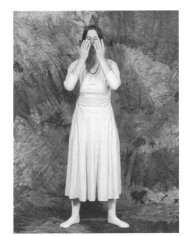

e) öffnen sich zum Gesicht hin, lassen die mitbebrachte Fülle ausströmen und sinken vor dem Körper

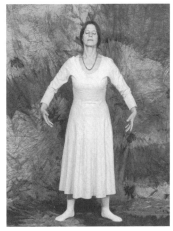

f) Sie sammeln noch Energie vor dem Becken

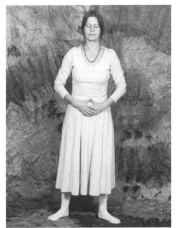

g) und legen sich auf dem Bauch übereinander, die Daumen sind miteinander verbunden

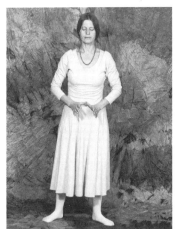

h) Die Daumen bleiben in Berührung, die Hände öffnen sich

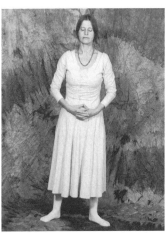

i) und kehren erneut zueinander – die Finger durchdringen sich nun

5. Bewegungsübungen

5.1. Einleitung

Die folgenden Bewegungsübungen sind für MS-Kranke besonders geeignet. Sie können kombiniert mit den Übungen aus dem Stillen Qigong oder allein praktizieren werden.

Sie sind für alle gedacht, die an Bewegung Spaß haben und für diejenigen, die es schwer haben, ruhig zu sitzen und sich zu konzentrieren. Es gibt viele Menschen, die Bewegung brauchen, um zur inneren Ruhe zu kommen.

„Qigong in Bewegung" unterscheidet sich wesentlich von Gymnastikübungen. Wenn man beim Sport die Arme hebt, sind die Gelenke oft durchgestreckt. Die Muskeln sind gespannt, die Bewegungen meist rasch und bestimmt. Die Übungen sind nicht ortsgebunden, sondern sehen immer gleich aus, ob sie nun am See, in den Bergen oder in der Gymnastikhalle ausgeführt werden. So soll es auch sein - der Sportler soll weder auf die Umgebung, noch auf sein eigenes Befinden und seine Empfindungen achten.

Was eine Qigong-Bewegung v.a. auszeichnet, ist die Anwesenheit des Geistes im Körper. Während der Übung denken wir nichts. Der Geist ruht. Er ist einfach im Körper anwesend. Dann können alle unsere Sinne ihre Fähigkeiten richtig entfalten und sich ganz und gar auf die Wahrnehmung des Körpers in Bewegung konzentrieren. Die Anwesenheit des Geistes im Körper und die gesteigerte sinnliche Wahrnehmung verwandeln ganz sichtbar die Bewegung. Sie wird „geistvoll" und „sinnlich". Durch solchen Zusammenklang von Geist, Sinnen und Körper wird innere Energie aktiviert und der Austausch mit kosmischer Energie gefördert.

Wenn sich die Arme bei Qigong heben, dann tun sie dies langsam und fühlig. Sie nehmen die Erde wahr. Es entsteht eine spürbare Verbindung zu ihr, ein „Energiesog". Die Fingerspitzen haben das Gefühl, daß sie etwas aus der Erde ziehen, und dieser „Sog" bleibt, solange die Hände zur Erde schauen. Sobald sie sich nach oben wenden, wird die Verbindung zum Himmel geweckt.

Sie führen Energien und lassen Energieräume entstehen. Sie sind durch die Fülle der hervorgelockten und geleiteten Energie getragen.

Alle hier beschriebenen Bewegungsübungen können auch einzeln geübt werden. Jeder soll die Übungen wählen, die ihm angenehm sind. In die anderen kann man später einsteigen, wenn man will. Üben Sie keinen Zwang auf sich aus!

Respektieren Sie auch stets Ihre Schmerzen! Führen Sie nie Bewegungen aus, die Schmerzen verursachen oder Ihnen unangenehm sind! Übungen, die man wegen der Behinderung momentan nicht ausüben kann, läßt man vor dem geistigen Auge erstehen. Man kann dabei entspannt sitzen oder aber, so weit es geht, mitmachen und den Rest eben vor dem inneren Auge ablaufen lassen. Man kann auch den anderen Übenden gelassen zuschauen. Auch dieses Zuschauen wirkt, vorausgesetzt, daß man wirklich entspannt und mit allen Sinnen dabei ist. Diese Methode wird nicht nur in der Therapie, sondern auch auf vielen anderen Gebieten verwendet. Einige Opernsänger singen sich ein, ohne tatsächlich zu singen, damit sie ihre Stimme für den Auftritt schonen. Sie hören sich statt dessen in einem entspannten Zustand Aufnahmen berühmter Sänger an und singen in der Vorstellung mit. Sie erreichen damit dieselben Höhen und Tiefen, haben aber den Vorteil, daß die Stimme unverbraucht ist. So wie diese „Vorstellungsarbeit" den Umfang der Stimme weitet, so wird sie auch den Bewegungsradius der Übenden weiten. Jeden Tag wird er wachsen...

Die Übenden sollen ihre Übungen genießen, sich hingeben und nicht nachdenken oder gar zweifeln, ob sie sie richtig machen. Sie sollen sich nicht zu sehr anstrengen - und wenn mal Anstrengung dabei ist, dann soll sie ihnen Spaß machen.

Man soll nicht vergessen, sich stets vor dem Anfang des Übens kurz zu entspannen und am Ende die Energie in der Mitte zu sammeln.

5.2. Das Gesicht, die Ohren und den Kopf waschen und mit geschlossenen Augen etwas Schönes malen

Wir heben unsere Hände zum Gesicht und streicheln es behutsam von oben nach unten, von der Mitte zu den Seiten und noch einmal von oben nach unten und von der Mitte zu den Seiten.

Allmählich verstärken wir den Druck und widmen uns einzelnen Punkten. Mit den ausgestreckten Mittelfingern drücken wir kurz von den Augenwinkeln her auf die Nasenwurzel (Blasenmeridian - Bl), dann auf den Punkt neben den äußeren Augenwinkeln (Gallenblasenmeridian - G1), dann auf den Punkt unter den Pupillen auf dem Rand der Augenhöhlen (Magenmeridian - Ma1) und schließlich auf den Punkt neben den Nasenlöchern (Dickdarmmeridian - Di 20). Dort beginnen wir, mit den Knöcheln zu kreisen und massieren die Wangen.

Wir kehren zur Gesichtsmitte zurück und drücken den Punkt zwischen Nase und Mund, etwas mehr Richtung Nase (Lenkergefäß - LG 26). Von dort aus gleiten wir an den Zahnwurzeln entlang zu den Seiten bis zu den Ohren. Dann strecken wir uns zu den Seiten.

Nochmals kehren wir zur Gesichtsmitte zurück, und diesmal drücken wir den Punkt unter der Unterlippe (Konzeptionsgefäß - KG 24) und gleiten dann an den Zahnwurzeln des Unterkiefers entlang.

Vor den Ohren machen wir halt. Die Mittelfinger befinden sich vor den Ohren, die Zeigefinger dahinter. Mehrere Male gleiten wir mit ihnen nach oben und nach unten.

Dann massieren und zwicken wir die Ohren. Erst den Ohrenrand von oben nach unten, dann das Ohrläppchen, und dann waschen wir mit ausgestreckten Mittelfingern den Rest der Ohren. Keine Stelle soll unberührt bleiben. Anschließend bohren wir in den Ohren, schwingen in den Handgelenken und ziehen dann die Finger wie einen Korken heraus. Dann ziehen wir uns noch an den Ohren, erst nach oben, dann nach unten.

Wir wollen uns auch den Kopf waschen. Wir fangen an, den Kopf wie mit Schampon einzumassieren und reiben erst die Mittellinie, von der Stirn angefangen bis zum Hals hinunter. Auf dem Rückweg massieren wir breitspurig die beiden Kopfhälften bis zu den Schläfen und von dort aus dem Haaransatz folgend wieder nach hinten. Wir setzen unter den Ohren fort und steigen vor ihnen über die Schläfen bis zur Mitte der Stirn hinauf. Dort legen sich die Mittelfinger übereinander und beginnen miteinander das „dritte Auge" kreisförmig zu massieren. Zum Schluß legen wir die entspannten Handflächen auf die Augen und bauen ein Gewölbe. Wir schließen die Augen und genießen den Schutz der Handhöhlen. Dann beginnen wir mit einer langsamen Augenbewegung, etwas Schönes und für uns Bedeutsames zu malen. Es soll etwas ganz Einfaches sein: eine Blume, ein Baum, sprechende Augen, lachende Lippen, ein strahlendes Gesicht, eine Sonne... Wir malen langsam und gesammelt. Wir kosten das Bild mit allen unseren Sinnen aus. Dann lassen wir die Hände langsam hinunter sinken und öffnen die Augen. Gesichts- und Kopfmassagen gehören zu den ältesten und wirksamsten energetischen Behandlungen. Wir machen sie oft ganz instinktiv, um uns zu erfrischen und reiben die Augen, streichen die Stirn oder das ganze Gesicht aus, ohne etwas über Qigong zu wissen. Die eben beschriebene Massage ist - im Unterschied zur unbewußten Selbstbehandlung - systematisch aufgebaut. Man kann sie in jeder Lage ausüben, vorausgesetzt, daß sie bequem ist und daß wir uns dabei nicht verspannen. Achten Sie v.a. darauf, daß die Schultern auch bei erhobenen Armen locker bleiben. Der kurze Druck auf die einzelnen Punkte kann ziemlich stark sein, soll jedoch nicht weh tun. Beim Massieren dagegen soll man keinen stärkeren Druck ausüben. Diese auch bei Kindern beliebte Massage bringt nicht nur eine angenehme Erfrischung, sondern kann auch gestörte Körperfunktionen regulieren und Schmerzen beseitigen. Sie wird auch im therapeutischen Qigong verwendet. Die Bezeichnungen der Punkte in Klammern finden Sie in den Meridiankarten am Ende des Buches wieder. Das „Malen" mit geschlossenen Augen hat sich bei verschiedenen Augenleiden, aber auch bei Konzentrationsschwierigkeiten bewährt. Das Wichtigste dabei ist, daß es etwas Schönes in uns eingeprägt hat. Wir sind mit diesem Bild gezeichnet. Es führt uns wie ein Leuchtstern durch den Tag.

Das Gesicht, die Ohren und den Kopf waschen und mit geschlossenen Augen etwas Schönes malen

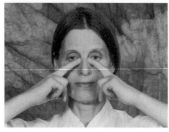

a) Mit ausgestreckten Mittelfingern drücken wir kurz von den Augenwinkeln her auf die Nasenwurzel (B1),

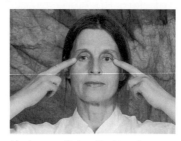

b) dann auf den Punkt neben den äußeren Augenwinkeln (G1),

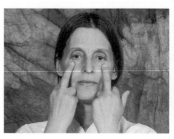

c) dann auf den Punkt unter den Pupillen auf dem Rand der Augenhöhlen (Ma1),

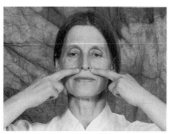

d) und schließlich auf den Punkt neben den Nasenlöchern (Di 20).

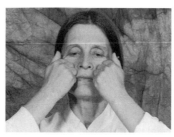

e) Wir massieren die Wangen mit den Knöcheln.

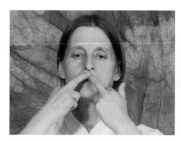

f) Wir drücken den Punkt zwischen Nase und Mund (LG 26).

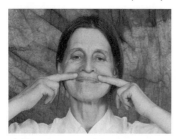

g) Von dort aus gleiten wir an den Zahnwurzeln entlang zu den Seiten.

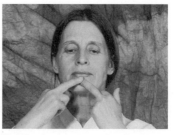

h) Wir drücken nun den Punkt unter der Unterlippe (KG 24)

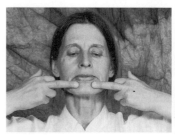

i) und gleiten dann an den Zahnwurzeln des Unterkiefers entlang.

Das Gesicht, die Ohren und den Kopf waschen und mit geschlossenen Augen etwas Schönes malen

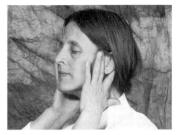

j) Wir massieren das Gebiet vor und hinter den Ohren

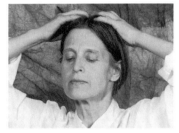

k) Wir waschen den Kopf an der Mittellinie entlang nach hinten

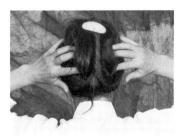

l) und breitspurig über beide Kopfhälften nach vorn

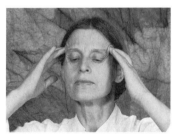

m) bis zu den Schläfen.

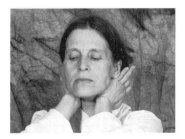

n) und von dort aus dem Haaransatz folgend wieder nach hinten.

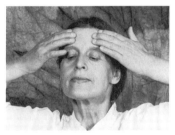

o) Vor den Ohren steigen wir bis zur Mitte der Stirn hinauf.

5.3. Finger-, Hand- und Gliederübungen

Hand- Handgelenks-, und Fingerübungen trainieren nicht nur die Feinmotorik, sondern aktivieren auch Energie. Ungleichgewichte zwischen den Energiebahnen werden dadurch ausgeglichen, weil alle, mit Ausnahme des Lenker- und Konzeptionsgefäßes, neben den Nagelwurzeln beginnen oder enden. Mit unserer Vorstellung sind wir in den Fingern, beobachten sie bei ihrer Bewegung und unterstützen sie.

Wir können bei diesen Übungen sitzen, stehen oder sogar liegen. Beim Sitzen und Stehen achten wir auf unsere aufrechte Haltung. Falls wir stehen, dann stellen wir uns so, daß die Füße in Schulterbreite voneinander entfernt sind. Sie stehen parallel zueinander, die Knie sind leicht gebeugt. Wir haben das Gefühl, als hätten wir unter dem Gesäß eine Stütze. Die Schultern sind tief und locker, die Arme hängen hinunter. Der ganze Körper ist entspannt.

5.3.1. Eine Fingerübung

Wir beugen die Arme in den Ellbogen und heben die Hände bis in Schulterhöhe. Die Fingerspitzen weisen zum Himmel, die Handflächen zueinander oder nach vorne. Wir machen zunächst eine Faust. Dann schnellen die Finger hoch und schließen sich wieder. Wir wiederholen dies, so lange wir können.

Die Übung ist anstrengend, sowohl für die Finger als auch für die Arme. Es kann auch richtig ziehen. Zum Schluß sollen sich die Finger und der ganze Oberkörper gut entspannen. Diese Übung regt alle kurzen Meridiane an.

5.3.2. Die Zerreißprobe

Wir stehen oder sitzen - wie immer - mit den Füßen in Schulterbreite, sind entspannt, heben seitlich die Arme bis in die Höhe der Schultern und lassen uns in der Vorstellung an beiden Mittelfingern anbinden. Die anderen Finger beugen wir. Jetzt beginnen in unserer Vorstellung zwei Menschen an unseren Mittelfingern zu ziehen. Sie ziehen und ziehen, so daß unsere Mittelfinger ganz lang werden und wir schier in der Brust zerreißen. Endlich lassen sie los, und unsere Arme sinken herab.

Dann werden die Ringfinger, nach ihnen die Zeigefinger, die Kleinfinger und zum Schluß die Daumen angebunden und gezogen. Dazwischen und nach der Übung entspannen wir uns.

5.3.3. Kreisen der Hände und Unterarme

Wir kreisen langsam und bedächtig mit den Händen aus dem Handgelenk und mit den Unterarmen aus dem Ellbogen heraus und sind dabei mit allen unseren Sinnen in den Gelenken anwesend. Wir lockern die Gelenke und prüfen mit unserem inneren Blick ihre Entspannung und Beweglichkeit. Die Anwesenheit der Sinne und des inneren Blicks sind die Merkmale, die diese Übungen zu Qigong-Übungen machen. Sie bringen Energie und Durchblutung in den Ort des Geschehens. Mit Energie und Durchblutung kommt nach alter chinesischer Auffassung die Heilung.

5.3.3. Kreisen der Hände und Unterarme

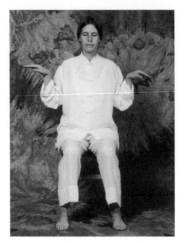 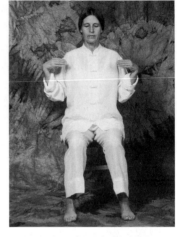

a) und b) Kreisen der Hände

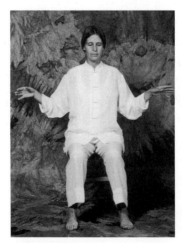 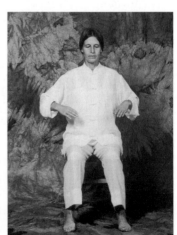

c) und d) Kreisen der Unterarme

5.3.4. Mit den Schultern Kreise und Achter beschreiben

Wir beschreiben mit den Schultern waagrechte Kreise: Zuerst bewegen wir sie nach vorne, dann zu den Seiten, wodurch sich die Brust weitet, dann nach hinten und wieder nach vorne. Anschließend wechseln wir die Richtung und fangen nach hinten an. Danach beschreiben die Schultern einen Achter.

5.3.4. Mit den Schultern Kreise und Achter beschreiben

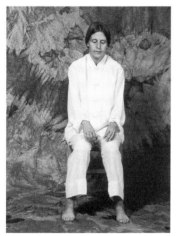 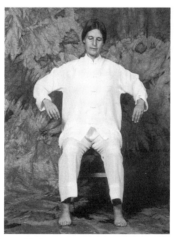 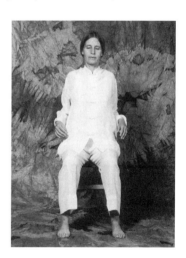

a) – c) Wir beschreiben mit den Schultern Kreise.

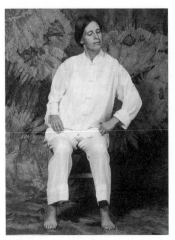
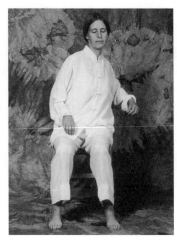
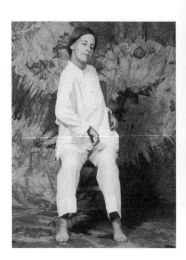

d) – g) Wir beschreiben mit den Schultern einen Achter

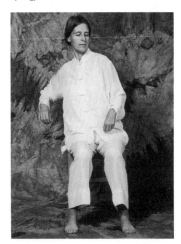

5.3.5. Mit den Hüften Kreise und Achter beschreiben

Dieselben Übungen führen wir mit unseren Hüften aus. Was wir nicht körperlich schaffen, machen wir in der Vorstellung. Die „Vorstellungsübungen" erweitern unseren Bewegungsradius, lockern unsere erstarrten Gelenke und bringen in die unbeweglichen Körperteile Fluß. Unser Körper soll wie der Körper der Tiere werden - geschmeidig und beweglich. Wir sind eine Einheit. Ein geschmeidiger Körper erzeugt einen beweglichen Geist.

5.3.6. Den Teller tragen

Diese Übung kann sowohl stehend wie sitzend praktiziert werden. Versuchen Sie, sie zu üben, auch wenn die Beweglichkeit Ihrer Arme eingeschränkt ist. Ergänzen Sie sie mental, wo Sie sie nicht weiterführen können.

Zunächst möchten wir nur mit der rechten Hand üben, die linke bleibt an ihrer Stelle. Wir drehen die Hand einwärts, so daß die Handfläche nach außen schaut und beugen das Handgelenk zur Handfläche hin. Dann legen wir in Gedanken einen Teller auf die Hand. Später, wenn wir die Übung beherrschen, können wir mal einen echten Holzteller darauflegen.

Das ist unsere Ausgangshaltung. Es spannt dabei im Arm - das soll es auch. Nun führen wir den Arm, der sich allmählich im Ellbogen beugt, vor dem Körper hinauf bis über die linke Schulter. Hier haben wir den höchsten Punkt erreicht. Ohne Unterbrechung setzen wir die Bewegung fort, beschreiben hinter dem Kopf einen Halbkreis und sinken mit dem sich langsam streckenden Arm zu unserem Ausgangspunkt auf der rechten Seite. Im Unterschied zum Anfang weist der Ellbogen nach unten, die Handfläche nach oben.

Die Bewegung geht ohne Unterbrechung weiter: Mit einer Einwärtsbewegung im Hand- und Schultergelenk wird die Ausgangslage erreicht: Ellbogen und Handfläche schauen in extremer Einwärtsdrehung nach oben.

Wir beschreiben eigentlich zwei Ellipsen. Die obere Ellipse ist wesentlich größer als die untere. Zunächst üben wir sehr langsam, später können wir schneller werden.

Der ganze Oberkörper ist dabei locker, die Hüfte gleicht mit ihrer Gegenbewegung die Gewichte aus. Auf diese Weise gerät der ganze Körper in Bewegung. Wir wiederholen die Übung mindestens vier Mal mit jedem Arm. Wenn wir sie gut beherrschen, können wir den Teller auch mit beiden Händen gleichzeitig tragen.

Den Teller tragen

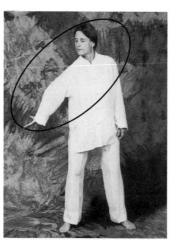

a) Wir drehen die Hand einwärts und beugen das Handgelenk zur Handfläche hin.

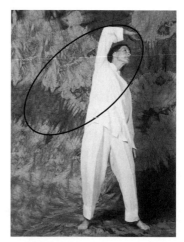

b) Wir führen den Arm vor dem Körper hinauf bis über die linke Schulter, beschreiben einen Halbkreis hinter dem Kopf

Den Teller tragen

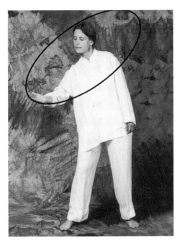 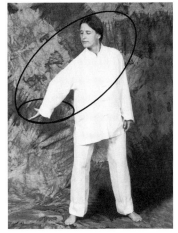

c) und senken ihn zu unserem Ausgangspunkt. Die Handfläche weist dabei nach oben.

d) Anschließend beschreiben wir eine kleine Ellipse nach hinten und kommen damit zu der Anfangsposition.

5.4. Zehen- und Fußübungen

Noch weniger als an unsere Finger und Hände denken wir im Alltag an unsere Füße und Zehen. Füße werden heute nur noch als Träger und Fortbewegungsmittel genützt. Früher wußte man noch ein bißchen mehr über die Bedeutung der Füße, pflegte und achtete sie. Wenn ein Gast ins Haus kam, wurden seine Füße gewaschen und gesalbt. Die biblische Fußwaschung ist nicht nur ein Akt der Demut und der Zuneigung, sondern auch eine energetische Handlung. Waschen Sie am Abend Ihre Füße, massieren Sie sie, reiben Sie liebevoll die „Sprudelnde Quelle", ziehen und zwicken Sie Ihre Zehen und massieren Sie die „Schwimmhäute". Reiben Sie das Gebiet zwischen Fußsohle und Sprunggelenk. Cremen Sie dann Ihre Füße mit einer wohlriechenden Salbe ein. Nach dem ersten Fuß machen Sie kurz halt, setzen beide Füße vor sich hin und fühlen sich in sie hinein. Nehmen Sie den Unterschied wahr und behandeln Sie dann den anderen Fuß. Setzen Sie wiederum beide Füße vor sich hin und kosten Sie die Wohltat aus. Massieren Sie sich die Füße auch gegenseitig. Sie werden es genießen, denn es tut unbeschreiblich gut.

5.4.1. Die Anwesenheit aller Sinne in unseren Füßen

Noch bevor wir mit den verschiedenen Übungen beginnen, möchten wir unsere Füße in Ruhe erleben. Wir sinken mit unserer gesammelten Aufmerksamkeit in sie hinein. Wir erleben sie systematisch von vorne nach hinten. Wir spannen sie erst kurz an, um sie in der Entspannung besser zu erspüren. Dabei können wir unser Gewicht verlagern, um das Spiel der vielen Zehen- und Sprunggelenke richtig wahrzunehmen. Wir fühlen die Zehen - ihre Spitzen, die Nägel, die Nagelbette und zu ihren Seiten die Meridiananfänge und -enden und spüren, wie sie aneinander angrenzen. Wir versuchen sie auch einzeln zu fühlen. Dann widmen wir uns den Räumen zwischen den Zehen und den Ballen - dem Großzehenballen und dem Kleinzehenballen. Auf ihnen und der Ferse ruht unser ganzes Gewicht. Wir schwanken leicht und beobachten, wie sich das Gewicht unter ihnen verteilt.

Wir öffnen die „Sprudelnden Quellen" und fühlen die ganze Sohle von den Zehen bis zur Ferse. Dann gleiten wir mit unserer Aufmerksamkeit an der Achillessehne hinauf und schlüpfen in die Sprunggelenke hinein. Von dort aus sinken wir am Rist entlang zu den Zehen zurück.

5.4.2. Zusammenziehen und Hochschnellen der Füße

Was wir zuvor mit den Händen gemacht haben, führen wir jetzt mit den Füßen aus. Wir krümmen und spreizen sie abwechselnd, bis sie nicht mehr können. Anschließend entspannen wir die Füße und den ganzen Unterkörper.

5.4.3. Kreisen der Füße aus dem Sprunggelenk heraus

Wie zuvor mit den Händen kreisen wir nun mit den Füßen und sind dabei mit unserem inneren Blick und allen unseren Sinnen in den Gelenken anwesend.

5.4.4. Die Raupe

Wir sind in unseren Füßen anwesend, die ruhig nebeneinander auf dem Boden stehen. Unsere Füße verwandeln sich zu Raupen, die sich auf den Weg machen werden. Wir wissen, wie sich Raupen bewegen. Wir heben den vorderen Teil der Füße und strecken die Zehen aus. Diese setzen wir dann auf den Boden auf, saugen uns mit ihnen an und ziehen die Ferse nach. Nach einer Weile treten wir den Raupenmarsch nach hinten an.

Am besten üben wir die Übung im Stehen. Aber auch im Sitzen läßt sich die „Raupe" üben. Was wir nicht mit unseren Füßen schaffen, schaffen wir mit unserer Vorstellung. Je detaillierter die Vorstellung ist, desto größer ist die Wirkung.

Wenn Sie so beweglich sind, daß Sie die Übung im Stehen durchführen können, fordern Sie Ihre Kinder, Partner oder Freunde zum Wettbewerb auf - Sie finden überall genug Start- und Ziellinien.

Die Raupenübung ist eine der besten und einfachsten Übungen für Füße und Zehen, sowohl in energetischer als auch in orthopädischer Hinsicht. Knick- und

Senk-Spreizfüße werden nur aktiv, wie durch unsere Raupenübung, geheilt. Passive Korrekturen einer Fehlstellung z. B. durch Einlagen verschlechtern eher den Zustand, weil sie die Muskulatur erschlaffen lassen.

Die Raupe

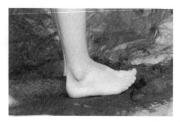 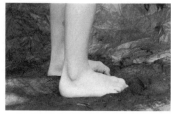

a) nach vorne

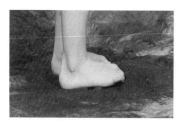 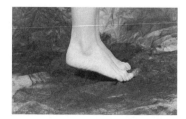

b) nach hinten

5.5. Die Krankheit wegschieben

Wir heben seitlich die Arme und falten die Hände vor der Brust wie zum Gebet. Von nun an werden die Hände während der ganzen Übung um 90° zum Handrücken hin gebeugt.

Zusammen mit dem Einatmen wenden wir die Handflächen nach vorne und schieben die Krankheit weit von uns weg. Ausatmend wenden sich die Handflächen nach außen und schieben den dunklen Vorhang zur Seite. Einatmend gleiten die Hände an der Himmelskuppel entlang bis nach oben, wo sich die Finger durchdringen. Die Handflächen schauen dabei gen Himmel. Ausatmend strecken wir uns, durchstoßen die Himmelskuppel und staunen über die Sternenwelten. Dann teilen sich die Hände, gleiten einatmend denselben Weg hinunter, und ausatmend kehren sie zurück zum Gebet. Wir wiederholen dies vier Mal.

Diese Übung kann sowohl stehend wie auch sitzend geübt werden. Sie stammt aus dem Zyklus „Zehn Meditationen auf dem Berge Wudang", wo sie den Namen „Das innere Feuer leiten" trägt. Sie vertreibt jede Müdigkeit und hat eine stark ausgleichende Wirkung.

Die Krankheit wegschieben

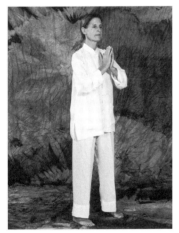

a) Die Gebetshaltung

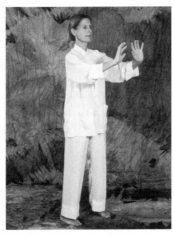

b) Wir schieben die Krankheit von uns weg,

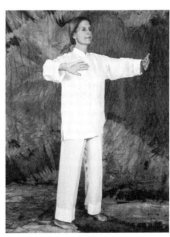

c) teilen ihren Schleier,

Die Krankheit wegschieben

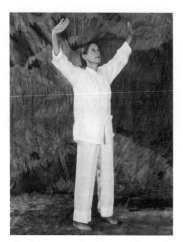
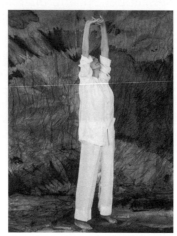
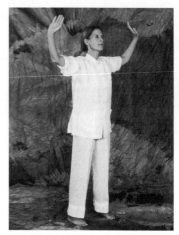

d) gleiten an der Himmelskuppel hinauf,

e) durchstoßen die Himmelskuppel

f) und gleiten an ihr entlang herab.

5.6. Das Windrad

Der linke Arm befindet sich vor dem linken Oberschenkel, die Handfläche schaut nach unten. Der rechte Arm ist erhoben, die Handfläche schaut zum Himmel hinauf. Die Hände sind während der ganzen Übung um 90° zum Handrücken hin gebeugt. Die Finger beider Hände schauen zur Mitte des Körpers hin. Unsere gesammelte Aufmerksamkeit ist in den Armen und Händen. Wir sind so groß, daß wir bis zum Himmel reichen. Wir haben den Eindruck, daß sich unsere linke Hand auf den Boden stützt und unsere rechte den Himmel trägt.

Mit dem Ausatmen wenden wir uns nach rechts.

Einatmend wenden wir uns der Mitte zu, der rechte Arm sinkt zur Seite, während der linke seitwärts steigt. Wenn wir nach vorne schauen, sind beide Arme waagrecht.

Die Bewegung fließt ohne Unterbrechung weiter, und wir drehen uns ausatmend nach links. Dabei sinkt der rechte Arm, und der linke steigt.

Nun stützt sich die rechte Hand auf die Erde, die linke trägt den Himmel. Mit dem Einatmen drehen wir uns wieder zur Mitte hin und setzen dann fort. Die Arme sind nicht ganz durchgestreckt, denn durchgestreckte Arme sind nicht so fühlig.

Bei diesen Übungen kommt es aber gerade auf die gesteigerte Wahrnehmung an - hier v.a. in den Armen und Händen. Wir nehmen wahr, wie das Blut fließt und wie sich die Wärme in den Händen ändert. Anschließend wenden wir uns zur Mitte hin und führen die Arme seitlich hinunter.

Zum Schluß erheben wir sie bis in Hüfthöhe und führen sie langsam zum Bauch hin. Wir schauen in unsere Mitte hinein und warten, bis alles in uns zur Ruhe kommt.

Diese Übung ist Teil des Zyklus „Zehn Meditationen auf dem Berge Wudang" und heißt dort „Die eiserne Handfläche". Sie erlaubt auch einem Anfänger, das Fließen der Energie in den Armen und Händen zu spüren. Die Vorstellung, so groß zu sein, daß wir bis in den Himmel reichen und in der gedrehten Lage Himmel und Erde, in der Geraden aber die Weltenden miteinander verbinden, vermehrt die Energie.

Das Windrad

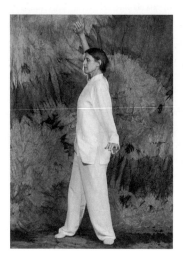
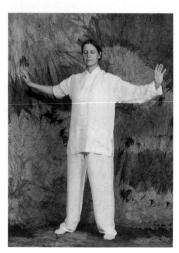
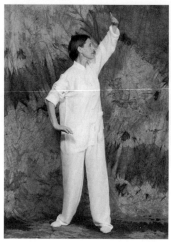

a) Die linke Hand stützt sich auf den Boden, die rechte trägt den Himmel - wir atmen aus.

b) Einatmend wenden wir uns der Mitte zu.

c) Ausatmend drehen wir uns nach links - die linke Hand trägt den Himmel, die rechte stützt sich auf den Boden.

5.7. Blaue Fäden aus der Erde ziehen und rote Sonnen vom Himmel pflücken

Wir stehen, wie immer, in Schulterbreite, die Füße sind parallel, die Knie leicht gebeugt. Die Schultern sind tief, die Arme hängen, die Hände sind locker und fühlig. Wir sind groß, unsere Arme sind lang. Wir reichen fast zum Himmel hinauf.

Falls wir sitzen, bemühen wir uns um eine aufrechte Haltung. Was wir nicht körperlich schaffen, schaffen wir in der Vorstellung.

Zusammen mit dem Einatmen heben wir die fast gestreckten Arme im Bogen vor dem Körper bis über den Kopf und biegen den Oberkörper leicht nach hinten. Unser Gesicht und unsere Handflächen schauen zum Himmel hinauf. Die Sonne scheint und schickt uns ihre roten Strahlen. Die Handflächen öffnen ihre Mitten und nehmen sie auf. Die Strahlen sammeln sich in den Handherzen und bilden dort kleine rote Sonnen, die leuchten und Wärme ausstrahlen. Auch unsere Stirn öffnet sich und läßt in ihrer Mitte eine Sonne entstehen. Wir gleichen der Sonnenprinzessin eines russischen Märchens.

Ausatmend beugt sich der Körper mit gestrecktem Rücken nach vorne. Auch die Kniekehlen sind dabei gestreckt. Die Sonnen lösen sich von uns, und die Erde nimmt sie auf. Unsere Hände umgreifen die Füße und pressen mit den Mittelfingerspitzen die „Sprudelnden Quellen".

Einatmend richtet sich der Körper wieder auf und beugt sich nach hinten.

Auch wenn die Arme fast gestreckt sind, sind die Hände und v.a. die Finger ganz locker. Unsere ganze Wahrnehmung ist jetzt in den Fingerspitzen. Wir spüren, daß sie blaue, feuchte Fäden aus der Erde bis zum Himmel hinauf ziehen. Die Fäden dehnen sich, wie wenn sie aus Gummi wären und glänzen in der Sonne wie taubenetzte Spinnweben. Der Wassermann in den tschechischen Märchen näht mit ähnlichen Fäden seine Schuhe, wenn er bei Mondlicht unter einer Weide sitzt. Der Himmel nimmt die Fäden auf. Wir wiederholen die Übung vier Mal.

Die Vorstellungsbilder sind wichtig. V.a. durch die Fingerspitzen empfangen wir die Yin-Energie und geben sie ab. Sie wird mit dunkelblauer Farbe, Wasser oder Feuchtigkeit assoziiert. Die Yang-Energie empfangen und geben wir v.a. durch die Handflächen. Sie ist dem Himmel und der roten Farbe zugeordnet.

Blaue Fäden aus der Erde ziehen und rote Sonnen vom Himmel pflücken

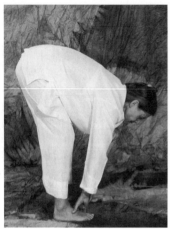
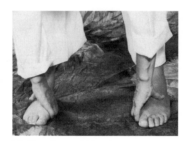
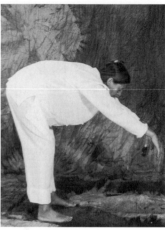

a) Der Körper ist vorgebeugt, mit den Händen umgreifen wir die Füße und drücken die „Sprudelnde Quelle".

b) Detail von Abb. a)

c) Wir ziehen blaue Fäden aus der Erde.

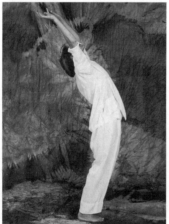
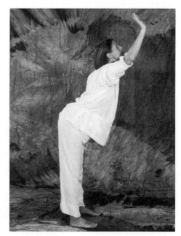

d) Oben empfangen wir drei Sonnen

e) und führen sie zur Erde.

5.8. Die Schaukel

Wir stehen oder sitzen aufrecht, die Füße sind in Hüftbreite voneinander entfernt und parallel zueinander. Der rechte Fuß macht einen größeren Schritt nach vorne, bleibt jedoch in seiner Spur. Wir legen unsere Hände nebeneinander aufs Kreuz, die Handflächen schauen dabei nach hinten.

Nun verlagern wir das ganze Gewicht auf das rechte Bein und beugen das rechte Knie, ohne daß wir die linke Ferse heben. Die Hände gleiten gleichzeitig am Rücken entlang in die Höhe der Nieren.

Anschließend verlagern wir das Gewicht ganz auf das linke Bein, beugen das Knie und heben die rechte Fußspitze an - machen mit ihr „Hacke". Die Hände gleiten gleichzeitig zurück in die Höhe des Kreuzes. Wir wiederholen dies vier oder acht Mal. Dann wechseln wir den Fuß.

Die Schaukel

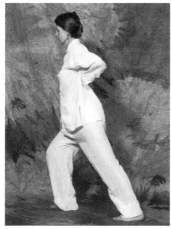

a) Wir verlagern das Gewicht auf das rechte Bein und beugen das Knie, ohne daß wir dabei die linke Ferse heben.

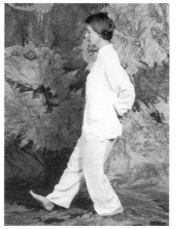

b) Nun ist das Gewicht auf dem linken Bein, das Knie ist gebeugt, die rechte Fußspitze macht „Hacke".

5.9. Die Meisterübung

5.9.1. Der Bewegungsablauf

Die Meisterübung üben wir wenn möglich, im Stehen, sonst im Sitzen. Was wir nicht schaffen, führen wir in der Vorstellung aus.

Wir stehen wie gewohnt, die Füße sind parallel zueinander. Der ganze Körper ist entspannt, wir sind am Kopf wie eine Marionette aufgehängt.

Es gehört zur Vorbereitung einer jeden Übung, daß wir uns zunächst auf unser Energiezentrum konzentrieren. Anschließend öffnen wir die Fußherzen, die Handherzen, den Mingmen, den Baihui, und die drei Energiespeicher an der Vorderseite des Körpers, die wir auch die drei Dantians nennen - das „Dritte Auge" an der Stirn, das Gebiet um das mittlere Dantian am Brustbein und das untere Dantian, das sich drei Fingerbreiten unter dem Bauchnabel befindet.

Wir heben die Hände seitlich und verbinden sie vor der Brust, dem Sitz des Herzens, wo alles beginnt. Dort fügen sich unsere Hände wie zum Gebet zusammen. Die beiden Hände repräsentieren die zwei unterschiedlichen Hälften des Menschen, die wiederum zu den polaren Kräften Yin und Yang gehören. Beide Kräfte sind notwendig, wenn etwas wachsen soll. Wir verinnerlichen diese Haltung und lächeln in unser Herz und in die Hände hinein.

Dann drehen wir die Handflächen nach außen und schieben sie langsam nach vorne. Unsere Arme sind in der Vorstellung lang, ganz lang. Wir schieben damit unsere Belastungen weg und nehmen gleichzeitig mit den offenen Handherzen frische Energie aus dieser Richtung auf. Dann wenden sich die Handflächen aufmerksam nach außen. Es entsteht eine Scheide. Aus eins wird zwei, und dieses „zwei" bedeutet Polarisierung. Sie wenden sich in zwei verschiedene Richtungen: nach links und nach rechts. Die nahezu durchgestreckten Arme bewegen sich langsam zu den Seiten. Wir achten auf die Wahrnehmung beider Seiten; wir nehmen in den Arm-, Hand- und Fingerrücken das „Auseinandergehen", in den Arm-

und Handflächen aber bereits die Energiequalitäten der neuen Dimensionen wahr. Je größer wir uns fühlen, je länger unsere Arme sind, umso mehr Energie nehmen wir auf. An den Seiten angekommen, erfühlen die Hände auch den Raum nach hinten, geben ihm einen Teil unserer Energie ab und nehmen seine Energie auf.

Dann wenden sich die Handflächen achtsam nach oben. Mit den zum Himmel gerichteten Handherzen streben die Arme vor dem Körper wieder zueinander, bis sich die Handkanten beinahe berühren. Es ist, als ob wir Himmel und Erde teilen und den Himmel dabei tragen würden.

Die Handflächen wenden sich nun zur Erde hin und nehmen ihre Fülle wahr, bevor sich die Hände in den Handgelenken in Richtung Handrücken beugen. Die Fingerspitzen weisen zum Himmel. Wir beugen die Ellbogen und nähern die Hände den Schultern. Dort wenden sich die Handflächen nach oben und tragen den Himmel hoch. Mit der neuen Energie bereichert sinken sie denselben Weg zu den Schultern zurück. Nun wenden sich die Handflächen nach außen und schieben alles zu den Seiten, geben ab und empfangen.

Anschließend wenden sich die Handflächen zueinander und sammeln mit einer runden Bewegung die ganze Fülle vor dem Körper. Dann richten sie sich zum Körper hin, bringen diese Fülle vor die Brust und schenken sie dem mittleren Dantian.

Nun wenden sich die Hände nach unten. Wir gehen in die Hocke, ohne daß wir die Fersen dabei heben und sammeln mit einer Kreisbewegung die Erdenergie über dem ganzen Erdkreis. Wir nehmen sie auf und tragen sie in unseren Handflächen bis zur Brust.

Dort wenden sich die Handflächen zum Köper und schütten die ganze gesammelte Energie in das mittlere Energiezentrum hinein. Dann sinken die Hände mit den zum Körper gewendeten Handflächen hinunter. Als ein Zeichen von Abschluß und neuem Beginn tippen wir mit den Mittelfingerspitzen leicht auf die Oberschenkel. Danach erheben sich die Hände, um neu vor der Brust zu beginnen. Wir wiederholen diese umfassende Übung sieben Mal.

5.9.2. Vom Wesen der Übung

Der Übende gleicht dem Weltenschöpfer. Die Meisterübung beginnt mit der Gebetshaltung vor der Brust. Die Brust ist der Sitz des Herzens. Im Herzen beginnt alles, was für unser Leben wichtig ist. Nach der östlichen Auffassung ist das Herz der Sitz des Geistes. Das Herz ist aber auch das Symbol der Liebe. Aus Geist und Liebe bauen wir unsere Welt auf.

Mit seinen bedachten Bewegungen, die alle Richtungen berücksichtigen, baut der Übende die Welt: nach vorne, zu den Seiten - wobei dabei das „hinten" auch berücksichtigt wird - nach oben und nach unten. Mit der ersten schiebenden Bewegung nach vorne scheint er das allumfassende Chaos wegzuschieben. Das Chaos birgt ungebändigte Kraft, die wir beim Wegschieben gleichzeitig durch die Handflächen aufnehmen. Die trennende Bewegung zu den Seiten gleicht der Trennung zwischen Licht und Finsternis, die trennende Bewegung zwischen unten und oben der Trennung zwischen den Gewässern - oder vielleicht zwischen Land und Wasser. Mit der Bewegung nach oben erschaffen wir den Himmel, mit der Bewegung nach unten die Erde. Unsere Energie fließt zwar in sie hinein, wir bekommen aber im Austausch ihre Energie. Je mehr wir mit unseren Händen und mit unserem offenen Körper wahrnehmen, umso mehr Energie nehmen wir auf. Darum öffnen wir alle unsere Zellen und Poren. Jede Zellen hat dieselbe Fähigkeit wie unser Körper als ganzes. Sie sieht, hört, fühlt, schmeckt und riecht. Am Anfang nehmen wir hauptsächlich mit den Händen, später, wenn wir mit der Übung vertraut sind, mit dem ganzen Körper wahr.

Die Meisterübung

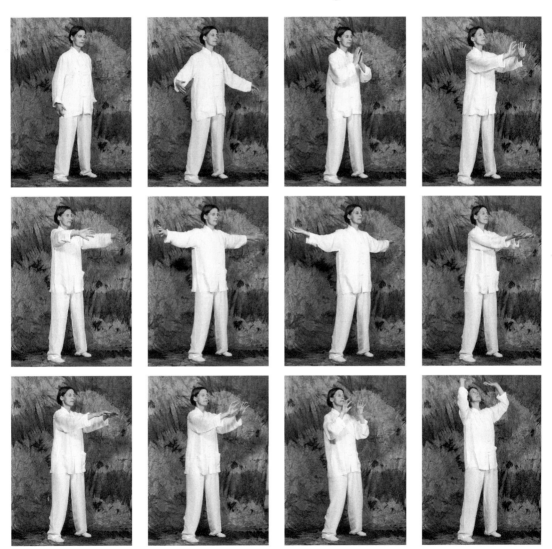

Die Meisterübung

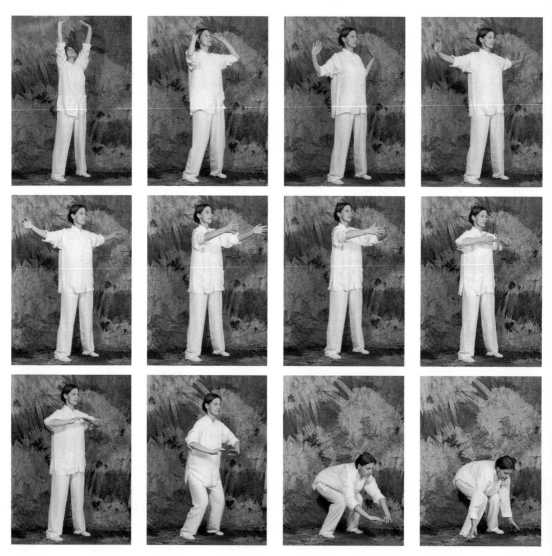

Die Meisterübung

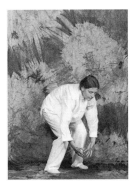 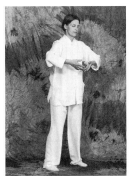 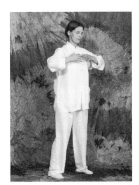 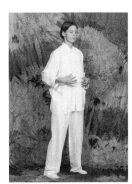

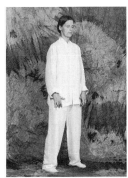

5.10. Die Sammlung

Bedenken Sie, daß jede Übung und Übungsfolge mit einer Sammlung abgeschlossen werden muß. Wir führen unsere Hände langsam zum Bauch hin und legen sie dort übereinander. Wir schließen für einen Augenblick die Augen und wenden unsere ganze Wahrnehmung nach innen in unsere energetische Mitte. Wir schauen jetzt mit unserem inneren Auge, hören mit unserem inneren Ohr und fühlen innig. Nach einiger Zeit wird unsere Wahrnehmung richtig verinnerlicht.

Wir nehmen dort alles wahr - Licht, Farben, Bewegung, Wärme und viele schwer zu beschreibende Erscheinungen von Energie. Wir warten, bis alles zur Ruhe kommt.

Wir müssen meist gar nicht lange warten. Wenn nämlich alle unsere Sinne in unsere Mitte einkehren und dort Ruhe finden, fließt auch die ganze Energie dorthin. Sie konzentriert sich dort und bildet einen Speicher. Wenn wir des öfteren mit unseren Sinnen für einen Augenblick in die Mitte einkehren, wird der Speicher nie leer, und Körper wie Geist können aus diesem Brunnen Kraft schöpfen, wenn sie es brauchen.

6. Übungsanleitungen der MC „Der Adler wäscht seine Augen mit dem Tau"

6.1. Einleitung

Die folgenden Übungen befassen sich mit einigen spezifischen Problemen vieler MS-Kranker - dem oft unerträglichen Ziehen in den Beinen, den motorischen Störungen, den Koordinatiosschwierigkeiten und den häufigen Augenbeschwerden. Die Übungen sind in eine Erzählung eingebaut, weil es vielen Menschen leichter fällt, sich zu einer Erzählung mit Musik zu entspannen. Erst dann beginnen sie, die Energie zu spüren, zu leiten und zu mehren. Es ist ganz anders, als wenn sie abstrakte Übungsbeschreibungen in die Praxis umsetzen sollen. Die Umsetzung braucht eine gezielte Arbeit des Geistes. Um das Qi spüren zu können, muß aber auch der Geist ruhen.

Am einfachsten werden die Übungen meiner Erfahrung nach durch Sprachbilder und Musik vermittelt, denn sie führen die Bewegung und vermitteln gleichzeitig das Qi-Gefühl. Man muß nicht lange erklären, wie man die Arme hebt und die Energie führt. Es reicht ein einfaches Bild: „Der Kranich weitet seine Schwingen und steigt. Er fühlt den Aufwind unter seinen Flügeln, spürt, wie die Luft unter die Achseln strömt und wie sie die Unterseite der Flügel streichelt. Er gibt sich hin und läßt sich tragen. Im Nacken und an den Flügelrücken wärmt ihn die Nachmittagssonne. Er schaut auf die Erde hinunter und genießt es, sein Nest mal von weither zu sehen…" Oder: „Die Adlereltern sind ausgeflogen, um Futter zu holen. Die Adlerkinder sitzen allein im Nest. Es packt sie die Neugierde. Sie verlagern ihr Gewicht nach vorn, senken den Schnabel leicht zur Brust, stellen sich auf die Zehenspitzen und stützen sich mit den Handflächen auf den Nestrand. Sie blicken hinab, werden aber bald erschöpft und sinken ins Nest zurück, wo sie entspannen."

Sie ahmen nicht mühsam den Kranich nach, sondern Sie werden zum Kranich. Das Bild befreit die Phantasie, führt die Bewegung und vermittelt das „Qi-Gefühl" in einem. Sie spüren plötzlich, wie Sie Ihre Arme nicht mehr hochhalten müssen, weil sie wie vom Wind getragen werden, Sie ertasten den Nestrand und stützen sich auf ihn. Was Sie trägt und stützt, ist die tast- und greifbare Energie - das Qi.

Einmal fühlt sich das Qi wie Kribbeln, ein anderes Mal als Wärme an, wieder ein anderes Mal als Kälte, Strömen oder Magnete. Vielleicht werden Ihre Finger auch einfach nur dick. Es gibt so viele „Qi-Empfindungen", wie viele Menschen und Augenblicke es gibt.

Musik kann das Qi-Gefühl unterstützen und auch selber wecken. Töne sind mit Qi verwandt. Auch sie sind Schwingungen. Haben Sie schon einmal einen mächtigen Gong gehört? Der Ton kann den ganzen Körper füllen! Sie können aber auch umgekehrt mit Ihrer Energie „musizieren". Im Meditationsraum eines Klosters habe ich mehrere Male einen großen Gong, der etwa eineinhalb Meter hinter mir hing, ertönen lassen. Der Ton war für jeden klar hörbar und klang lange nach. Ich habe es nicht beabsichtigt. Ich habe nur konzentriert mit der Gruppe Qigong geübt.

Diese Resonanz zeigt auch, wie ein guter Qigong-Lehrer seine Schüler „in Schwingung" bringen kann. Gruppen können auf diese Weise enorme Energien entwickeln und „schwache" Mitglieder mittragen.

Ob Sie jetzt alleine oder mit einer Gruppe üben, lassen Sie sich durch die Erzählung und Musik leiten. Setzen Sie sich bequem hin und vergessen Sie alle Ihre Sorgen.

Wenn Sie keine Lust zum Üben haben oder in Ihrem Bewegungsradius eingeschränkt sind, dann hören Sie einfach der Erzählung entspannt zu und lassen Sie die Übungen vor Ihrem inneren Auge ablaufen.

6.2. Wiedergabe des Textes „Der Adler wäscht seine Augen mit dem Tau"

Die Kommentare zu den Übungen sind durch eine kleinere Schrift gekennzeichnet. An den Fotos können Sie noch einmal den Übungsverlauf nachvollziehen.

6.2.1. Die Mondnacht

Wir sitzen ganz entspannt. Es ist Nacht. Der Mond spinnt seine silbernen Fäden über der Landschaft. Alles hat teil an seinem Reichtum. Die Äste glänzen in seinem Schein, die Blätter glitzern, der See spannt seinen Bauch. Wie ein großer Fürst verteilt der Mond seinen Silberschatz und gibt einem jeden seinen Teil.

Sein steter Strom flüstert: „Gib nach, laß Dich verzaubern! Mein Schleier schenkt Schlaf und Versöhnung. Gib Dich hin dem Traum!"

Unter der großen Buche am Ufer schläft ein Bär. Er ist ganz im Schatten der Äste verborgen und sieht gleich einem Erdhügel aus. Keiner sieht ihn, niemand stört seinen Traum. Nur der Mond weiß von seinem Versteck und will ihn in dieser Nacht besuchen.

6.2.2. Die Ameisen und der Bär

Jetzt bescheint der Mond einen Ameisenhaufen in seiner Nähe. Er leuchtet in die Gänge und weckt die Bewohner. Es dauert nicht lange, und der ganze Haufen gerät in Bewegung. Bald krabbeln die Ameisen an den Beinen des Bären hoch. Es ist nicht einfach, durch das Dickicht seines zottigen Pelzes zu dringen. Es ärgert sie, mit so vielen Hindernissen auf ihrem geschäftigen Weg konfrontiert zu werden. Sie lassen es sich anmerken. Überall versuchen sie, ihre Aggressionen loszuwerden. Wo sie nur können, lassen sie bissige Bemerkungen fallen und stechen den schlafenden Bären. Bald gibt es keine Stelle mehr, wo sie ihr Gift nicht verteilt haben.

Es juckt den armen Bären, es zieht und krabbelt in seinen Beinen, ja es tut gar unangenehm weh. Der Bär zuckt im Schlaf mit den Beinen, zieht sie an und streckt sie wieder, schüttelt sie und spannt wieder die Muskeln an. Alles vergeblich! Es wird nur schlimmer. Je verspannter die Beine sind, umso lästiger ist das Ziehen und umso stärker der Schmerz! Der Bär schnaubt, brummt und stöhnt im Schlaf.

Der Mond eilt ihm zu Hilfe. Er dringt durch die mächtigen Äste hindurch und läßt sein Licht über den Bären strömen. Es kühlt und lindert. Es strömt so heftig, daß es auch die Ameisen wegschwemmt und das ganze Unbehagen mitnimmt. Tief in der Erde versickert der Strom.

Der Mond umspült den Bären so lange, bis das letzte Ziehen fortgeschwemmt wird, bis die Glieder wieder schlaff sind und der Bär ihm aus dem Schlaf entgegenlächelt.

6.2.3. Der Mond spielt mit dem Bären

Dann treibt der Mond mit ihm Schabernack: Er bindet ihm nicht einen Bären, sondern seine silbernen Fäden auf. Der Bär sieht jetzt wie eine Marionette aus. Der Mond zieht an dem Faden, der zum Kopf führt, leicht an. Der Kopf wird dadurch leicht hochgezogen, der Körper angehoben, das Kinn sinkt etwas zur Brust. Dann läßt er ihn wieder zusammensinken. Das ist lustig! Gleich macht er es nochmal, und der Bär wird leicht hochgezogen und wieder fallengelassen.

Jetzt zieht der Mond kräftiger an dem Faden und richtet den Bär auf, so daß er nun aufrecht sitzt. Er bindet auch gleich den Faden bei sich im Himmel an, damit der Bär nicht mehr in sich zusammensinken kann.

Die Ameisen verursachen dem Bären ähnliche Empfindungsstörungen, wie sie MS-Kranke haben. Je mehr er sich anspannt, je mehr er versucht, sich zu wehren und die Ameisen abzuschütteln, desto heftiger zieht und schmerzt es in seinen Gliedern. Nur durch Entspannung und Vorstellungskraft kann er sich helfen. Dadurch öffnet er sich, statt sich zu verschließen. Bereits dies bringt Linderung. Auch Bewegungen können helfen. Meist verbinden wir aber Bewegung mit Muskelanspannung. Die Vorstellung, daß wir schlaff sind wie eine schlafende Marionette, läßt uns die Bewegungen in einem entspannten Zustand ausführen.

Der Bär als Marionette

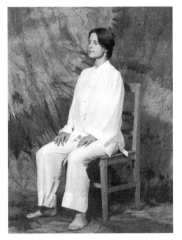

1. Der Bär wird von dem Faden, der am höchsten Punkt seines Kopfes angebunden ist, hochgezogen.

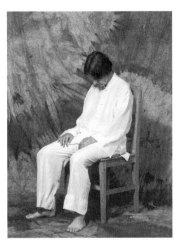

2. Der Bär sinkt wieder in sich zusammen.

Jetzt sitzt er aufrecht, auch wenn er nichts davon weiß. Was nicht an Fäden hängt, ist schlaff. Der Mond klebt ihm einen leuchtenden Stern an die Stirn und schenkt ihm einen schönen Traum, so daß er weiter schläft und lächelt.

Dann spielt er mit den einzelnen Zehen des Bären. Es sieht gar lustig aus: Die schweren Beine hängen schlaff und reglos, nur die Zehen bewegen sich. Eine jede wird einzeln hochgezogen. Erst die Großzehen: auf und ab, dann die zweiten Zehen - auf und ab; die dritten - auf und ab; die vierten - auf und ab; und zum Schluß die kleinsten.

Was der Mond mit den Zehen getan hat, das tut er jetzt mit den Knien: Er zieht zunächst nur leicht an den Fäden, die zu den Knien führen, um die Wirkung zu prüfen. Sie werden dadurch nur leicht angehoben. Alsgleich läßt er sie wieder hinunter sinken - gleich mehrere Male hintereinander. Dann zupft er schnell nacheinander an den Fäden, so daß die Füße richtig durchgeschüttelt werden. Zum Schluß hebt er die Knie langsam hoch und senkt sie genauso langsam wieder hinunter.

Anschließend hebt er wieder das Knie des linken Beines, damit der Fuß über der Erde hängt. Dann dreht er geschickt an verschiedenen Fäden und läßt so den Fuß um das Sprunggelenk kreisen - in die eine und in die andere Richtung. Dasselbe macht er mit dem rechten Fuß.

Der Mond spielt mit den Zehen, Füßen und Knien des Bären

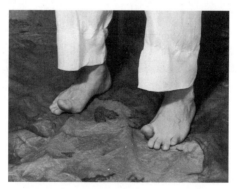

Eine jede Zehe wird einzeln hochgezogen.

Die großen Pranken des Bären liegen auf seinen Schenkeln. Die Handrücken weisen dabei nach oben.

Nun beginnt der Mond, sich auch um sie zu kümmern. Er zieht an den Fäden, die zu den Fingern gehen, hebt sie einzeln hoch und läßt sie wieder zurücksinken: die Mittelfinger, die Ringfinger, die Zeigefinger, die Kleinfinger und zum Schluß die Daumen. Dann zieht er an den Fäden, die die Hände als Ganzes ab dem Handgelenk heben. Anschließend zieht der Mond an den Fäden, die die Unterarme heben. Er läßt sie mehrere Male hochsteigen und sinken. Zum Schluß zieht er sie wieder hoch, so daß die Pranken neben dem Hals sind. Die Handflächen schauen dabei nach vorne.

Der Mond spielt mit den Fingern, Pranken und Armen des großen Bären

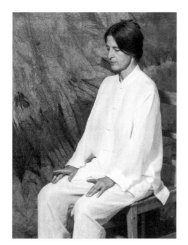
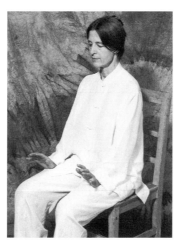
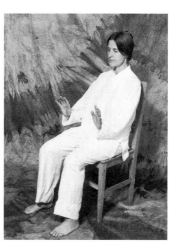

a) Der Mond zieht die einzelnen Finger hoch.

b) Der Mond spielt mit den Pranken des großen Bären.

c) Der Mond spielt mit den Armen des großen Bären.

6.2.4. Der Bär träumt von einem Kampf

Jetzt träumt der Bär sicher vom Kampf. Er schließt die Pranken zu Fäusten und macht sie schnell wieder auf - mehrere Male hintereinander. Dann läßt der Mond seine Arme sinken.

Der Bär träumt von einem Kampf

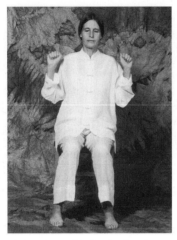 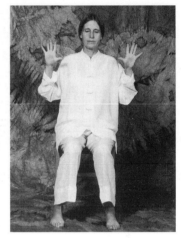

a) *Der Bär schließt die Pranken zu Fäusten*

b) *und macht sie schnell wieder auf.*

Ein geller Vogelschrei erinnert den Mond an seine Pflichten. Er muß weitergehen. Er verläßt den schlafenden Bär und gleitet an der Buche hoch bis zur seiner Wohnung am Firmament.

6.2.5. Der Baum

Wir verwandeln uns nun in den Baum. Unsere Füße werden zu Wurzeln, unser Körper zum Stamm, unsere Arme zu Ästen. Wir können dabei die Arme erheben und zum Himmel strecken oder aber entspannt sitzen und nur in der Vorstellung der Erzählung folgen.

Die alte Buche am Ufer gleicht der Esche Ektrasil - dem Weltenbaum, der Himmel und Erde verbindet. Ihre Wurzeln hören dem Raunen der Erde zu. Ihre Äste flüstern mit Sonne und Mond.

Die Wurzeln haben Augen - viele Augen. Sie sind mit Augen und Ohren übersät - überall schmecken sie, riechen und fühlen. Tief, ganz tief dringen sie in die Erde. Sie sind alt und mächtig und kennen alle Schichten der Erde. In alle ihre Winkel strecken sie ihre tastenden Wurzeln aus: in die oberflächlichen Schichten mit Sand, Lehm und Steinen und in die tieferen Steinmassen mit Geröll und Klippen, die sie beharrlich sprengen. Im Herzen der Erde entspringt die Urquelle. Sie versiegt nie. Ihr Wasser ist dunkelblau. Aus ihr trinken die tiefsten Wurzeln der Buche. Die anderen Wurzeln strecken sich zu den unterschiedlichsten unterirdischen Quellen, Bächen und Seen. Manche von ihnen sind grünlich, manche mehr braun, manche rauschen, und einige stehen fast still. Sie führen ihr Wasser durch den mächtigen Stamm, der das stete Strömen in seiner Rinde sehr genießt. Er öffnet sich dem dunkelblauen Strom. Er lauscht den Geschichten der Erde, die die Ströme aus ihrer Tiefe bringen. Mal fließt der Strom gleichmäßig, und sein Rauschen klingt wie ein altes Wiegenlied, mal wallt er mächtig, und seine Wallungen bewegen den Stamm und sein Gemüt. Nie aber darf er sich dem Strom verschließen. Es ist seine Aufgabe, stets offen zu sein und fließen zu lassen. Würde er sich verschließen, gäbe es Stauungen. Schon ein paar andersartig denkende Zellen können Stauungen hervorrufen. Wo sollte der Fluß auch hin? Es würde sich dann eine Ausbuchtung bilden, die sich mächtig dehnt und die für den ganzen Baum gefährlich werden kann. Kleine Stauungen schafft der Baum. Es wachsen schnell neue Zellen heran, die die Wände stärken; es entsteht dann eine Verdickung und der Fluß wird umgeleitet. Größere Stauungen aber werden gefährlich. Darum hat auch der Stamm überall seine Augen und Ohren, die Wache halten. Es ist wichtig, alle Zellen und Poren bei guter Stimmung zu halten, denn retten ist immer schwerer, als nur zu unterhalten. Der Baum breitet sein Lächeln in alle Zellen des Stammes aus, er lobt sie und dankt ihnen. Dann lächeln auch sie und öffnen ihre Schleusen, so daß der Fluß aus der Erde auch die höchsten Zweige erreichen kann.

Ihre Blätter brauchen die Kraft zum Sammeln des Sonnen- und Mondenlichts, das sie im Austausch herabschicken. Sie lassen sich vom Wind bewegen und glänzen dem Mond entgegen, dieser fruchtbaren Frau, die oft für einen Mann gehalten wird. Frau Mond schenkt der Buche den Tau. Die Tautropfen nützt die Mondin als Spiegel. Tausend Mondenblicke scheinen ihr entgegen. Sie fließen zu großen, schweren Tropfen zusammen, die von den Blättern hinab fallen und an den unteren Ästen weiter zu kleinen Bächen und Strömen zusammenfließen, die über den glänzenden Leib zu den Wurzeln in die Erde gleiten. Die Buche senkt dabei ihre mächtigen Äste.

Die Übung lehrt, den Energiefluß in uns wahrzunehmen und durch unsere Vorstellung zu stärken.

Der Baum

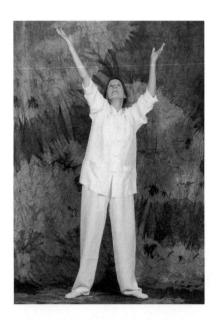

6.2.6. Der Adler stärkt seine Augen

In den Blättern des Baumes verborgen bereitet sich der Adler auf den kommenden Tag vor. Bevor er zum Himmel steigt, muß er seine Augen stärken. Ohne scharfe Augen kann er sich nicht ernähren.

Er bringt die Flügel zum Bauch, legt sie dort übereinander und atmet drei Mal tief in den Bauch hinein, bevor er die gesammelte Aufmerksamkeit in seine Augen konzentriert. Dann schließt er die Augen und verlagert die Aufmerksamkeit in die hinteren Hälften der Augäpfel, öffnet den Blick nach hinten und schaut in den Kopf hinein. Er folgt seinem Blick quer durch den Kopf bis zum Nacken, steigt in die Wirbelsäule hinein, sinkt durch sie hindurch und setzt weiter bis zum „Geheimsten Ort" fort, wo alles beginnt. Er befindet sich am Damm, und man nennt ihn Michu. Dort läßt er sich nieder und ruht sich aus.

Der Adler bewegt dabei mehrere Male hintereinander sein Steißbein nach vorne und nach hinten und läßt dadurch im Michu eine wunderbare Blüte entstehen. Je entspannter der „Geheime Ort" ist, desto vielblättriger und strahlender wird die Blume. Sie umgibt das Auge mit goldenem Licht und einem süßen Duft.

Wenn das Auge genügend in diesem Licht und Duft gebadet hat, steigt es senkrecht in die leuchtende Mitte des Bauchs und bewegt sich nach vorne zum Nabel, durch den es den inneren Raum des Körpers verläßt. Die Flügel-Handflächen legen sich nun nebeneinander auf den Bauch, damit sich der Blick an sie heften kann. Dann strecken sich die Flügel nach vorne und steigen nahezu durchgestreckt nach oben bis in die Höhe des Kopfes. Sie nähern sich anschließend waagrecht dem Körper und sinken vor diesem langsam hinunter. Drei Mal steigen und sinken sie auf diese Weise.

Dann nehmen ihre Spitzen Kontakt mit dem Boden auf.

Nun steigen die Flügel ebenso langsam seitlich bis in die Höhe der Schultern; die Flügelinnenseiten (Handteller) wenden sich dabei langsam nach oben. In dieser Stellung verhalten sie und sammeln Sonnenstrahlen. Dann wenden sie sich nach vorne und bringen die Fülle der Energie mit beinahe ausgestreckten Flügeln (Armen) vor dem Körper zusammen. Während der Adler langsam seine Augen aufschlägt, wenden sich die Handteller zum Gesicht, und der Adler vereint seinen inneren Blick mit dem äußeren. Er folgt unentwegt der Bewegung der Handflächen, die sich zunächst bis auf den Abstand von einer Handbreite dem Gesicht nähern. Anschließend entfernen sie sich genauso langsam und wiederholen noch einmal diese Bewegung - zum Gesicht und zurück und nochmals zum Gesicht.

Nun bewegen sich die Handflächen zweimal nach oben und nach unten, anschließend zu den Seiten - zunächst nach links, dann nach rechts und nochmals zu den beiden Seiten. Der Adler fühlt immer wieder nach, ob er dabei ganz entspannt ist, v.a. im Gesicht, den Schultern und den Flügeln, dem „Geheimen Ort" und den Füßen.

Dann kreist er im selben Abstand vor dem Gesicht zweimal in jede Richtung. Zum Schluß beschreiben sie einen Achter - zweimal in die eine und zweimal in die andere Richtung.

Anschließend verläßt der Blick die Handflächen und kehrt in seine Augen zurück. Die Flügel sinken langsam und hängen entspannt neben dem Körper. Der Adler sammelt den Blick in den Augen. Dann „wirft" er ihn mit einer Ruckbewegung des Oberkörpers zweimal weit vor sich hin. Der Oberkörper muß dabei locker sein. Er folgt ihm mit der gesammelten Aufmerksamkeit nach, nimmt ihn in seine Augenhöhlen auf und kehrt mit ihm in die ursprüngliche Haltung zurück.

Die Übung nähert sich dem Ende. Er schließt wieder seine Augen. Langsam steigen die Flügel seitlich in die Höhe der Schultern und nähern sich dem Gesicht. Mit lockeren Bewegungen der Federfinger sammeln sie dabei die hängenden Tautropfen von den Blättern und streichen mit den taubenetzten Flügelspitzen dreimal zart über die Augen. Dann legen sie sich locker über die Augen und bauen kühle Höhlen. In den Augen geht der Mond auf. Er lächelt und heißt sie eine geheime Nachricht zu schreiben: Sie schreiben das Schönste, was sich in der Tiefe des Herzens verbirgt. Buchstabe um Buchstabe, mit einer feuerroten, leuchtenden Schrift.

Der Adler kostet die schöne Schrift aus. Dann senkt er seine Flügel und atmet tief in seinen Bauch hinein. Er ist bereit.

Der Morgenwind streift durch das Schilf. Eine Weile begegnen sich die gelbe Sonne und der weiße Mond. Dann zieht die Sonne ein und mit ihr Farbe, Bewegung und Gesang. Die Vögel zwitschern, es wird warm und behaglich.

Der Adler wäscht seine Augen mit dem Tau

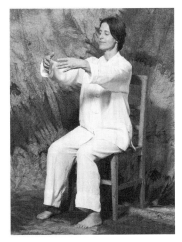
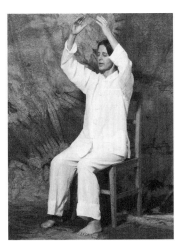
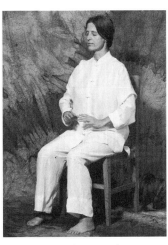

a) Die nahezu durchgestreckten Flügel steigen vor dem Körper bis in die Höhe des Kopfes.

b) Sie nähern sich anschließend dem Körper

c) und sinken langsam hinunter.

Der Adler wäscht seine Augen mit dem Tau

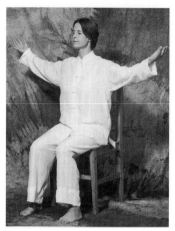

e) Die Flügel steigen seitlich bis in die Höhe der Schultern, wo sie in den Handtellern die Sonnenstrahlen sammeln.

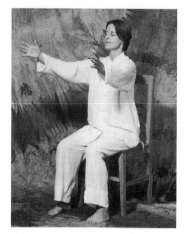

f) Anschließend bringen sie die Fülle der Energie vor dem Körper zusammen.

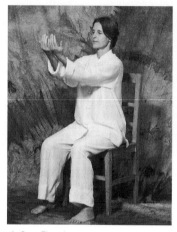

g) Die Flügelspitzen wenden sich dem Gesicht zu und der Adler vereint seinen inneren Blick mit dem äußeren.

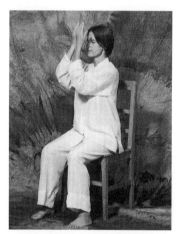

h) Die Flügelspitzen bewegen sich nach oben und nach unten.

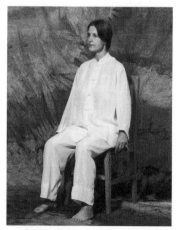

i) Die Flügel hängen nun entspannt neben dem Körper. Der Adler sammelt den Blick in den Augen.

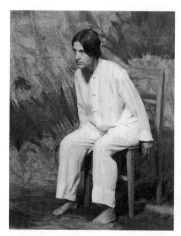

j) Dann „wirft" er ihn mit einer Ruckbewegung des Oberkörpers weit vor sich hin.

6.2.7. Die Tagesblume

Alles, was in der Nacht gekeimt ist, geht nun auf und beginnt zu wachsen. Mit der Tagesblume gehen auch wir auf und falten unsere Hände vor der Brust wie zum Gebet. Alles beginnt im Herzen. Dort keimen Liebe und Lachen, Gebet und Tagesblumen.

Aus dem Herzen treibt die Tagesblume ihre Wurzeln nach unten. Die Handballen entfernen sich voneinander, und wir folgen den Wurzeln aufrecht bis in die Hocke, ohne daß wir die Fersen heben. Die zwei Hand-Wurzeln sammeln über dem ganzen Erdball Nahrung. Sie beginnen weit vor dem Körper und folgen dem Weltkreis nach hinten bis hinter die Fersen. Von dort aus kehren sie denselben Weg zurück, bis sie sich vorne begegnen. Dort verbinden sie sich: erst die Fingerspitzen, dann die Finger, Handflächen und zum Schluß die Handballen. Der Stengel wächst, und wir richten uns auf. Die Hände öffnen sich dabei wie eine Knospe. In dem Augenblick leuchtet der innere Kern der Blüte - das Gesicht - auf und strahlt. Die Hände trennen sich und streben zu den Seiten und nach oben. Die Handflächen wenden sich nach außen, die Blume weitet sich. Die Hand-Blätter folgen dem Himmelsgewölbe bis nach oben, wo sich die Finger über dem Kopf verschränken. Die Blüte streckt sich und schaut durch ihre eigenen Blätter zur Sonne. Dann läßt sie sich durch den Wind leicht nach hinten beugen und streckt sich nochmals zur Sonne. Anschließend teilt sie ihre Blätter, die demselben Weg folgend zum Herzen zurückkehren und dort alles einsammeln. Erst berühren sich dabei die Handwurzeln, dann die Handballen und zuletzt die Fingerspitzen.

In einer kurzen Zeit der inneren Sammlung lassen wir alles reifen. Damit ist auch schon der Keim für die nächste Blume gelegt. Vier Mal keimt und wächst die Tagesblume.

Diese wunderschöne Übung stammt aus dem Zyklus der „Zehn Meditationen auf dem Berge Wudang". Mit ihr lernen wir alles, was wir brauchen, um uns neu zu verwurzeln.

Die Tagesblume

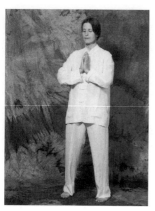

a) Alles beginnt im Herzen.

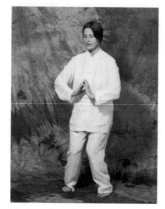

b) Aus dem Herzen treibt die Tagesblume ihre Wurzel nach unten. Die Handballen entfernen sich voneinander - die Wurzel verzweigt sich, und wir folgen ihr in die Hocke, ohne daß wir die Fersen heben.

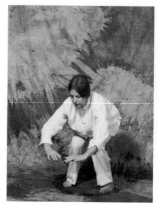

c) Die zwei Hand-Wurzeln sammeln über dem ganzen Erdball Nahrung.

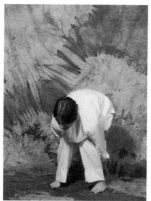

d) Sie folgen dem Weltkreis nach hinten bis hinter die Fersen.

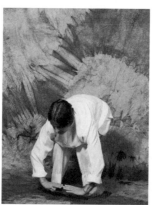

e) Sie begegnen sich vorne.

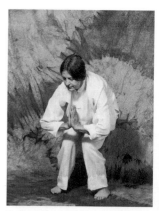

f) Dort formen sie eine Knospe - erst mit den Fingerspitzen und schließlich mit den Handballen. Gleichzeitig richten wir uns auf.

Die Tagesblume

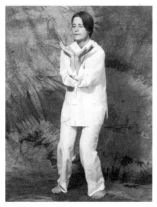

g) Die Knospe öffnet sich.

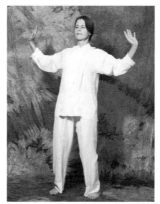

h) Die Hände trennen sich und streben zu den Seiten und nach oben.

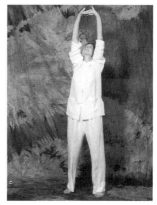

i) Die Blüte streckt sich und schaut durch ihre eigenen Blätter zur Sonne.

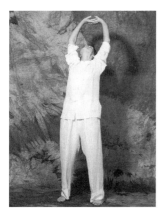

j) Dann läßt sie sich durch den Wind leicht nach hinten beugen.

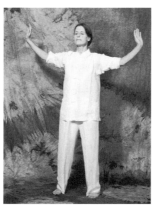

k) Anschließend teilt sie ihre Blätter, die demselben Weg nach unten folgen

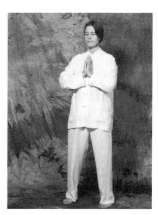

l) und zum Herzen zurückkehren, wo sie alles einsammeln.

6.2.8. Die Raupen

Die Raupen verlassen ihren kleinen Zweig und machen sich auf den langen Weg zur Baumspitze. Ohne Unterlaß strecken sie ihren biegsamen Leib und rollen ihn wieder ab. Sie öffnen und schließen sich und bewegen sich in Wellen dahin.

Mit den Raupen lockern wir die Wirbelsäule und aktivieren eine der wichtigsten Energiebahnen - das Lenkergefäß. Das Lenkergefäß verbindet alle Energiebahnen im Körper.

Die Fußspitzen sollen bei diesen Wirbelsäulenübungen leicht nach außen weisen. Im ChanMi-Qigong gehört diese Bewegung der Wirbelsäule zu den vier Basisübungen.

Die Raupen

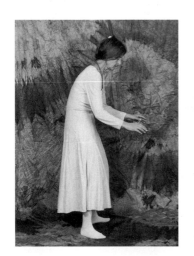
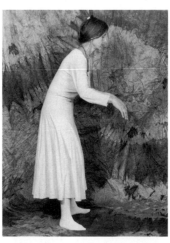
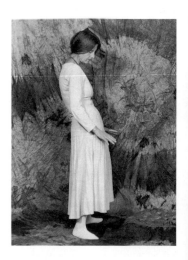

Die Raupen

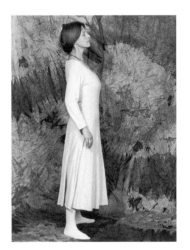 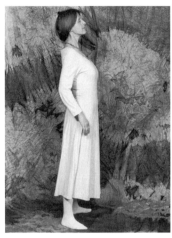 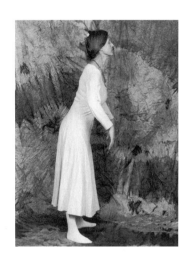

6.2.9. Die Schlangen

Die Schlangen verlassen nun ihre Blätterhaufen und kriechen zum Ufer hin, um sich zu sonnen. Sie liegen dort nebeneinander, kriechen übereinander, schlängeln sich durcheinander - zu Hunderten sind sie dort versammelt. Einige gleiten lautlos ins Wasser, schwimmen eine Weile herum und kehren zu ihren sonnigen Plätzen zurück. Sie bewegen sich stets auf dieselbe Weise: Sie wellen ihre Wirbelsäule seitlich als würden sie ihrem Zischen einen schriftlichen Ausdruck verleihen und ein unaufhörliches „S" schreiben:

Auch diese Übung ist der Wirbelsäule gewidmet. Sie bewegt sich dabei v. a. in der seitlichen Ebene - d. h. zwischen links und rechts. Im ChanMi-Qigong lernt man sie als die „zweite Basisübung".

Die Schlangen

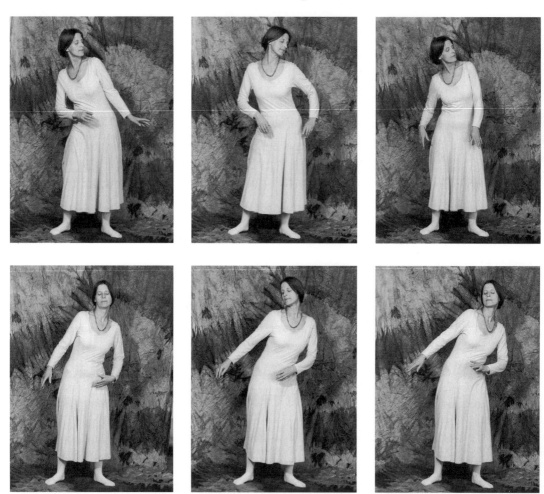

6.2.10. Der Adler und der Weltenbaum

Nachdem der Adler seine Augen gewaschen hat, ist er bereit, zur Sonne zu fliegen.

Er stellt seine Füße fest nebeneinander, so daß sich die Sprunggelenke berühren. Die Flügel hängen gelassen nach unten und der Adler horcht in sich und in den Tag hinein. Er breitet langsam seine Flügel aus und steigt. Dann läßt er sich tragen. Er kostet die Sonnenwärme auf seinem Rücken aus und schaut auf die Erde hinunter. Er sieht nun seine Welt von einer anderen Perspektive. Er kostet diesen neuen Hinblick eine Weile aus, bevor er zur Erde sinkt. Dabei beugt er den gestreckten Oberkörper nach vorne und senkt seitlich die Flügel, die sich über der Erde verbinden, wie wenn sie beten wollten. Mit seinem inneren Blick versinkt der Adler in die Tiefen der dunklen Erde. Dann richtet er sich auf und steigt senkrecht bis zur Sonne hinauf. Die verbundenen Hände steigen unmittelbar vor dem Körper nach oben.

Von dort aus fliegt er in fünf schönen Bögen hinab. Unten macht er einen Kreis und steigt zunächst mit drei Bögen und dann senkrecht bis zum Himmel hinauf. Dort verschwindet er aus unserem Blickfeld. Bei diesem Flug folgt der ganze Körper wie eine biegsame Schlange den großen Bögen des Flugs.

Der Weltenbaum aber läßt sich durch die kosmischen Winde hin und her bewegen. Er lauscht ihrem Sausen und nimmt auf, was sie aus den Fernen bringen. Die nach oben gestreckten Arme werden wie vom Wind bewegt; der Stamm folgt ihnen nach.

Der Adler erscheint! Er senkt langsam seine Flügel, sein Oberkörper beugt sich nach vorne, und er sinkt zum Boden hinunter. Dort verbinden sich die Flügelspitzen wie zum Gebet, und der Adler dringt mit seinem inneren Blick tief in die Erde hinein. Dann steigt er senkrecht zum Himmel wie zuvor. Er wiederholt seinen Flug vier Mal. Zum Schluß senkt er nur die Flügel, ohne seinen Körper vorzubeugen.

Der Adler fliegt zur Sonne hinauf

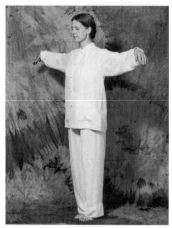
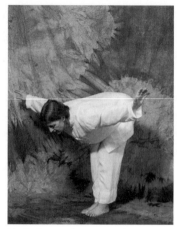
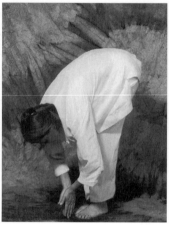

a) Der Adler stellt seine Füße fest nebeneinander und breitet seine Flügel aus.

b) Er beugt den gestreckten Oberkörper nach vorne, senkt seitlich die Flügel und sinkt.

c) Die Flügel verbinden sich über der Erde.

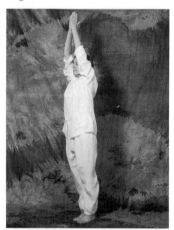
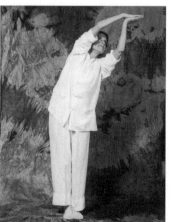
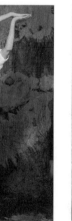

d) Der Adler richtet sich auf und steigt senkrecht hoch bis zur Sonne.

e-g) Von dort aus fliegt er in fünf schönen Bögen hinab.

Der Adler fliegt zur Sonne hinauf

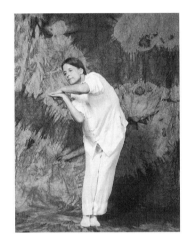

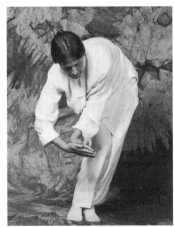

h) Unten macht er einen Kreis und steigt zunächst in drei Bögen und dann senkrecht hinauf.

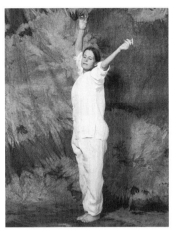

i-j) Der Weltenbaum läßt sich durch die kosmischen Winde hin und her bewegen.

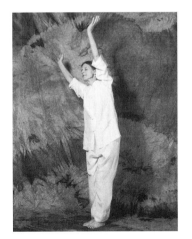

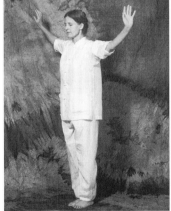

k) Der Adler erscheint. Er senkt langsam seine Flügel

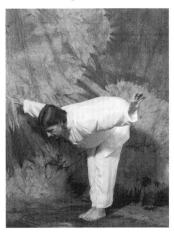

l) und sein Oberkörper beugt sich nach vorne. Er sinkt zum Boden hinunter.

6.2.11. Der Adler verwandelt die kosmische Energie in seine eigene

Der Tag ist fortgeschritten. Der Abend nähert sich. Der Adler fliegt nicht mehr. Er kehrt bei sich selbst ein. Er verwandelt die kosmischen Kräfte in seine eigenen. Er legt seine Flügelspitzen auf den Bauch, bildet mit Daumen und Zeigefingern ein Dreieck und schaukelt leicht vor und zurück. Er überträgt sein Gewicht etwas nach vorne, senkt dabei den Schnabel zur Brust und geht gleichzeitig mit dem Einatmen ein wenig auf die Zehenspitzen. Ausatmend überträgt er sein Gewicht auf die Fersen, sinkt leicht in die Knie und lockert die Anspannung im Nackenbereich. Auf diese Weise schaukelnd läßt er die Energien in sich kreisen.

Nach einer Weile werden die Bewegungen kleiner, und allmählich hören sie ganz auf. Der Adler läßt die Flügel langsam sinken und entspannt den ganzen Körper.

Der Adler verwandelt die kosmische Energie in seine eigene

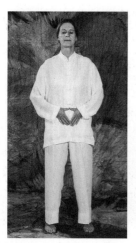
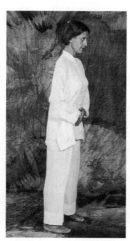
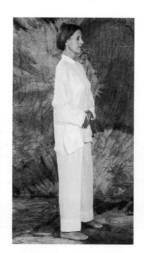
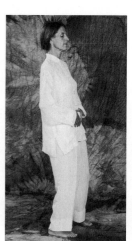

6.2.12. Der Adler sammelt die Energie in seinem Bauch

Der Mond geht auf. Der Adler legt die Flügelspitzen noch einmal auf dem Bauch übereinander. Mit kreisenden Bewegungen sammelt er die ganze Energie in seiner Mitte: Mit vier immer größer werdenden Kreisen im Uhrzeigersinn entfernt er sich von der Mitte, und mit vier kleiner werdenden Kreisen entgegen dem Uhrzeigersinn kehrt er in die Mitte zurück.

Er schließt dabei die Augen, wendet seinen Blick und die ganze Wahrnehmung nach innen und läßt sie eine Weile in seiner Mitte ruhen.

Der Adler sammelt die Energie in seinem Bauch

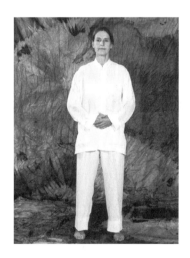

6.2.13. Der Dank

Zum Schluß bedankt sich der Adler.

Er steht oder sitzt gerade, die Fersen sind dabei geschlossen, die Füße nach vorne geöffnet. Mit dem Einatmen hebt er die Arme seitlich bis zur Waagrechten, die Handflächen schauen dabei zur Erde hin. Er gedenkt und dankt dabei der Erde. Mit dem Ausatmen wendet er die Handflächen zum Himmel und dankt auch ihm. Einatmend bringt er die Hände vor der Brust zusammen. Unsere ganze Bedeutung als zusammenführende Kraft im Kosmos wird uns in diesem Augenblick gewahr. Sie wird in eine Handlung verwandelt. Ausatmend verneigt er sich in tiefem Dank.

Der Dank

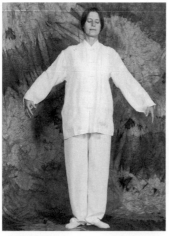

a) Mit dem Einatmen hebt er die Arme bis zur Waagrechten.

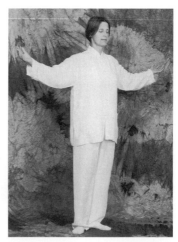

b) Mit dem Ausatmen wendet er die Handflächen zum Himmel.

Der Dank

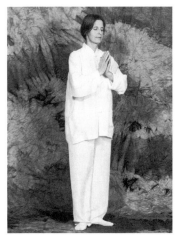
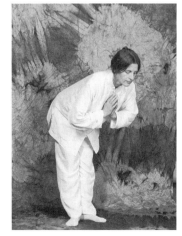

c) Einatmend bringt er die Hände vor der Brust zusammen.

d) Ausatmend verneigt er sich im tiefen Dank.

Ich schließe dem Dank des Adlers meinen Dank an die Leser für ihre Aufmerksamkeit an.

7. Erfahrungsberichte

**Aus der MS-Selbsthilfegruppe Tegernsee-Miesbach
(Kursleiterin: Ursula Stummvoll):**

„Ich bin wahrscheinlich in der Zeit zwischen 1979 und 1981 an MS mit chronisch progredientem Verlauf erkrankt. Meine Krankheit ist langsam fortgeschritten. Seit ca. zwei bis drei Jahren bin ich ständig auf den Rollstuhl angewiesen. Anfangs versuchte ich die MS mit Cortison zu bekämpfen, ohne Erfolg. Jetzt ernähre ich mich linolsäurearm und mache regelmäßig Krankengymnastik, Ergotherapie und Feldenkrais. Auf der Suche nach alternativen Methoden hat man mir Qigong empfohlen. [...] Ich übe regelmäßig einmal pro Woche in Gmünd mit Frau Stummvoll ChanMi-Qigong. Dieses Qigong ist frei von sportlichen Leistungen, es wird auf unsere Möglichkeiten und Mängel Rücksicht genommen. Zur Ruhe kommen und entspannen hilft mir sehr, mich auf meinen Körper zu konzentrieren. Wenn dann meine Füße angenehm warm werden, meine Arme und Beine sich lebendig anfühlen, und ich meine Aufmerksamkeit auf die Wirbelsäule lenke und in Gedanken oder in Wirklichkeit winzige Bewegungen mache, fühle ich mich lebendig und zu Hause in meinem Körper. Die Vorstellung, daß ich aufstehe und losgehe, ist mir dann nicht mehr fremd. Beim Heimfahren schnallt mir dann der Zivi den Gurt enger, weil ich aufrecht in meinem Rollstuhl sitze, und am nächsten Tag freut sich meine Krankengymnastin, daß ich beweglicher als sonst bin."

aus dem Bericht einer 45 Jahre alten Patientin

„Seit 8 Jahren leide ich an Multipler Sklerose. Anfangs litt ich nur nach körperlicher Betätigung an Beinschwäche, später folgten auch Gleichgewichtsstörungen. Vor zwei Jahren wurde nach vielen Untersuchungen festgestellt, daß es sich bei meiner Krankheit wirklich um MS handelt. Seit einem Jahr übe ich in einem

Qigong-Kurs unter der Leitung von Frau Stummvoll. Es ist sehr angenehm. Die Beine fühlen sich total erholt und leicht an. Ich kann nach dem Unterricht wieder gut laufen. Manchmal vergesse ich sogar meine Gehhilfe. Es ist super."

aus dem Bericht einer 50jährigen Patientin

„Seit mehr als einem Jahr nehme ich regelmäßig im Rahmen unserer Selbsthilfegruppe einmal wöchentlich unter der Leitung von Ursula Stummvoll an Qigong-Übungen teil. Da ich MS mit chronisch progredientem Verlauf habe, diagnostiziert 1983, ist die Gehstrecke eingeschränkt (100-400 m) und das Gleichgewicht gestört. Nach dreimaliger Teilnahme von 90 Minuten waren erste Wirkungen zu spüren. Die erheblichen Geh- und Gleichgewichtsprobleme waren nach dem Üben stark reduziert bzw. nicht mehr vorhanden. Der positive Effekt ist vor allem gefühlsmäßig außerordentlich beeindruckend und wiederholt sich ausnahmslos und regelmäßig nach jedem Üben!"

aus dem Bericht eines 50jährigen Patienten

Aus der MS-Selbsthilfegruppe Rosenheim (Kursleiterin Ivonne Radtke):

„Im Mai 1993 bekam ich im Alter von 29 Jahren meinen ersten Schub, dem auch sogleich die Diagnose folgte. Bis zum März 1995 hatte ich insgesamt fünf Schübe. Schon 1993 begann ich, diverse Entspannungsmethoden wie autogenes Training und Yoga auszuprobieren. Anfang 1994 hatte ich mein Schlüsselerlebnis, als ich mich bei einem Seminar mit dem Boden mental verwurzelte, so daß man mich nicht mehr hochheben konnte. Mein Fazit: Wenn das geht, nur weil ich es mir vorstelle, kann ich mir auch vorstellen, gesund zu sein. Ich bastelte mir eigene Visualisierungen vom Heilvorgang, machte aber auch geführte Meditation wie die ‚Elemente-Rituale' von Rüdiger Dahlke.

Im ausklingenden fünften Schub stieß ich auf Meister Li, der Stilles Qigong unterrichtet und nahm bei ihm über eine Woche an einem Seminar teil. Damals sagte er mir, daß ich gesund werden bzw. bleiben würde, wenn ich Qigong üben würde. Gesagt, getan. Seitdem habe ich keinen Schub mehr bekommen und fühle mich sehr gut[...]

Ich bin überzeugt, daß Qigong einen wesentlichen Beitrag zu meiner Genesung geleistet hat. Es nimmt nicht nur Einfluß auf den Körper, sondern auch langfristig auf Geist und Seele. Ich bin glücklich und dankbar dafür, Meister Li kennengelernt zu haben..."

aus dem Bericht einer 35jährigen Patientin

Aus der MS-Kontaktgruppe für alternative Therapien Erlangen (Kursleiterinnen: Berta Müller und Dr. Zuzana Šebková-Thaller):

„Als ganz entscheidendes Element für die Stabilisierung bzw. Verbesserung des Gesundheitszustandes empfinde ich ganz persönlich das tragende Element des Qigong, das „Innere Lächeln". Allein wenn diese Gemütsbewegung auf MS-Patienten übertragen werden könnte, wäre ungeheuer viel gewonnen. Aus meinen persönlichen Beobachtungen muß ich schließen, daß der Krankheitszustand bei den Patienten sich am schnellsten verschlechtert, die mit traurigen, entmutigten Gesichtszügen durchs Leben gehen. [...] Zusammenfassend denke ich, daß die Übungen, die mit wenig aktiver Bewegung verbunden sind, mir ganz persönlich mehr Verbesserung für meinen Gesundheitszustand als die Bewegungsübungen gebracht haben, zumal derartige Übungen sehr häufig an jedem Ort durchgeführt werden können, was letzlich sehr wichtig ist."

aus dem Bericht eines 41jährigen MS-Patienten

„Vor meiner ersten Kursstunde im letzten Jahr hatte ich noch keine klaren Vorstellungen, was mich erwarten würde und ich wurde sehr positiv überrascht. Qigong gefiel mir sofort sehr gut, weil ich mir durch einfache Übungen Kraft, Energie, Ausgeglichenheit und Ruhe holen kann."

aus dem Bericht einer 38jährigen MS-Patientin

„Meine Erfahrung durch Qigong: bewußtes Wahrnehmen, Steigerung der physischen und psychischen Belastbarkeit, Bestätigung der positiven Einstellung zur Erkrankung, Verbesserung des Kontakts zum eigenen Körper, Ausgeglichenheit gefestigt (innere Ruhe, Harmonie); es entstand Bedürfnis nach Bewegung (fließende weichere Bewegungen).
Wichtige Erfahrung: Den eigenen Körper in seiner Ganzheit zu akzeptieren und zu lieben.
Anmerkung: Seit 1992 führe ich die komplexe Ernährungs- und Stoffwechseltherapie nach Dr. Fratzer/Dr. Hebener durch. Das Fortscheiten der Erkrankung kam zum Stillstand. Schübe traten seit Februar 1993 nicht mehr auf. Bestehende Behinderungen oder Störungen haben sich vollständig zurückgebildet. Da ich keine körperliche Beeinträchtigungen mehr habe, sind die oben aufgeführten Erfahrungen durch Qigong für mich sehr wichtig."

aus dem Bericht einer 55jährigen MS-Patientin

„Anfangs habe ich nur wenig Wirkung festgestellt, weil ich vermutlich zu steif und zu verkrampft war. Bei fortgesetzter Übung trat eine spürbare Veränderung ein: Besserung und Steigerung von Energie, Ruhe, Ausgeglichenheit, zufriedenes Gefühl, Dankbarkeit.
Für die Psyche ist das von großer Bedeutung. Ich habe festgestellt, daß sich meine Einstellung zu meiner Erkrankung durch die Übungen nur positiv verändert hat. Ich bin psychisch und physisch stabiler geworden. Mein Dank dafür an Frau Thaller und Frau Müller für ihre Bemühungen!"

aus dem Bericht einer 54jährigen MS-Patientin

Die MS-Kontaktgruppe für alternative Therapien Erlangen beim Üben

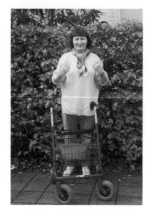
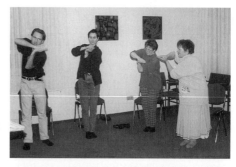
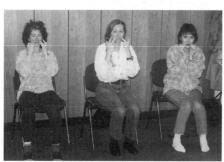
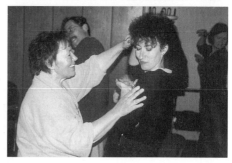
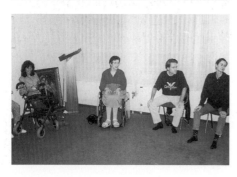
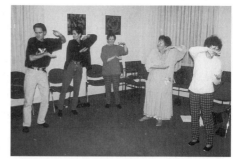

Die MS-Kontaktgruppe für alternative Therapien Erlangen beim Üben

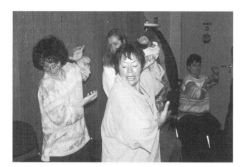
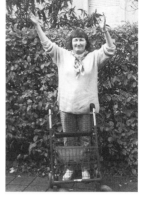
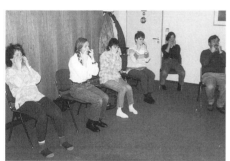
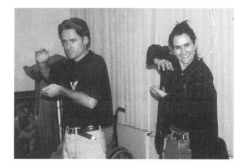
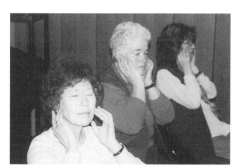
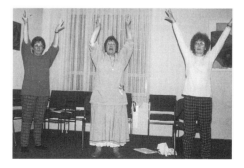

8. Meridiankarten

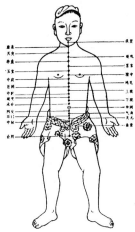

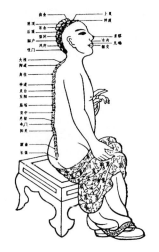

Abb. 1: Dienergefäß (Renmai)   Abb. 2: Lenkergefäß (Dumai)

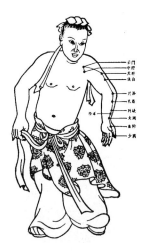

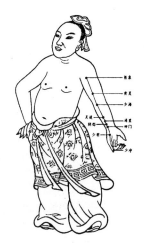

Abb. 3: Lungen-Meridian   Abb. 4: Herz-Meridian

Meridiankarten

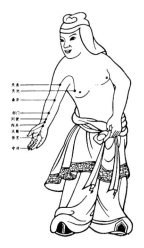

Abb. 5: Perikard-Meridian

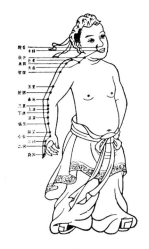

Abb. 6: Dickdarm-Meridian

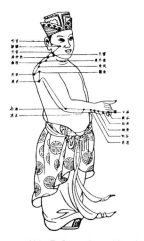

Abb. 7: Dünndarm-Meridian

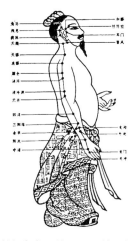

Abb. 8: Drei-Erwärmer-Meridian

Meridiankarten

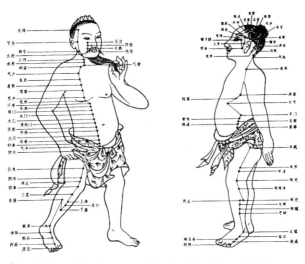

Abb. 9: Magen-Meridian   Abb. 10: Gallenblasen-Meridian

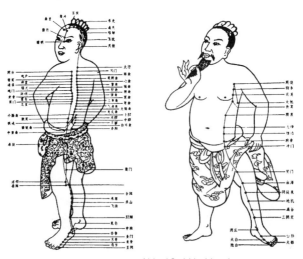

Abb. 11: Blasen-Meridian   Abb. 12: Milz-Meridian

Meridiankarten

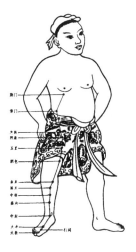
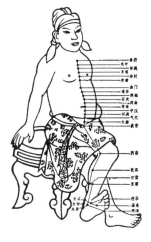

Abb. 13: Leber-Meridian *Abb. 14: Nieren-Meridian*

9. Kurze Beschreibung der MCs

Die MC „Ich stehe fest auf der Erde, über mir wölbt sich der Himmel" beinhaltet Übungen aus dem „Stillen Qigong". Sie bilden die Grundlage für die meisten spezifischen therapeutischen Übungen. Bereits der Name sagt, daß man diese Übungen in aller Stille, d.h. ohne oder nur mit minimaler Bewegung praktiziert. Sie lernen die richtige Körper- und Geisteshaltung, richtig zu atmen, sich zu entspannen, sich energetisch zu reinigen und aufzubauen und die Energie zu sammeln. Das Hauptgewicht liegt hier auf der Entspannung, da die Entspannung die Voraussetzung für die Wirksamkeit einer jeden Übung ist.

Es gibt Menschen, die nicht ruhig sitzen können und die kribbelig werden, sobald sie das Wort „Konzentration" hören. Konzentration ist wichtig, aber man kann sie auf verschiedenen Wegen erreichen. Sie sollen sich deswegen nicht plagen. Versuchen Sie es eher mit den „Übungen für den Alltag", die Sie v. a. auf der MC „Ich breite mein Lächeln aus !" finden. Diese Übungen sind ziemlich kurz. Sie beinhalten meist kleine Bewegungsmomente. V.a. aber verlangen sie von Ihnen nicht, daß Sie sich zurückziehen, denn Sie können - ja Sie sollen voll in Ihrem Alltag bleiben, wenn Sie sie praktizieren.

Wem es gelingt, Qigong-Übungen in seinen Alltag zu integrieren, der hat gewonnen, weil er lernt, mit seiner Energie zu haushalten. Er kann sich im Alltag schützen, Krisensituationen meistern und schafft es, immer Vorräte zu haben und nie aus den letzten Reserven zu leben. Er lernt Gelassenheit, fühlt sich wohl und strahlt aus dem Inneren heraus. Wie viele Verschlimmerungen könnte man meiden, wenn man dies schaffen würde! Während des Übens können Sie mit Ihren Freunden Kaffee trinken, mit Ihren Kindern Karten spielen oder abends mit Ihrem Mann fernsehen; sie können Auto fahren oder anstrengende Arbeitsgespräche führen. Keiner merkt, daß Sie üben, jeder merkt aber, daß Sie Ausstrahlung haben.

Mit den Übungen der beiden MCs erwerben Sie ein Werkzeug, mit dem Sie nicht nur Ihren Krankheitszustand entscheidend bessern, sondern mit dem Sie die schwierigsten Lebenssituationen meistern können.

Die Übungen der MC „Ich breite mein Lächeln aus 2" führen ein bißchen weiter. Sie setzen voraus, daß Sie entspannt ans Werk gehen und daß Sie in den Übungen einer der eben besprochenen MCs zuhause sind. Sie führen Sie in die Technik der Energiekreise ein. Energiekreise gehören zu den effektivsten Methoden, Energie zu schöpfen und zu aktivieren.

Die MC „Ich schiebe meine Krankheit weg" ist für alle gedacht, die Bewegung gerne haben. Sie beinhaltet wirksame Bewegungsübungen, die Sie einzeln oder in kleinen Folgen praktizieren können und v. a. als kurze Auffrischungen mitten am Tag gedacht sind. Diejenigen, die Bewegung lieben, durch den fortgeschrittenen Grad der Krankheit sie jedoch nicht ausführen können, sollen nicht traurig sein. Entspannen Sie sich, entfalten Sie Ihr Inneres Lächeln und stellen Sie sich einen Spätsommertag vor: Sie spüren die milden Sonnenstrahlen auf der Haut, sehen den blauen Himmel und die vorüberziehenden Wolken, hören das Plätschern eines nahen Baches und fühlen sich wohl. Sie folgen den Anweisungen, soweit es Ihre Behinderung erlaubt und setzen die Bewegungen in der Vorstellung fort. Qigong arbeitet mit der Kraft der Vorstellung. Vorstellung schafft Wirklichkeit. Allmählich erweitert sich auch der Bewegungsradius...

Mit der MC „Der Adler wäscht seine Augen mit dem Mondentau" treten wir in die Welt der Phantasie ein und schalten den Verstand und den Willen aus, die den Fluß der heilenden Kraft manchmal hindern.

Sie werden zu Kindern, die mit allen ihren Sinnen wahrnehmen und aufnehmen. Die Bilder der Erzählung vermitteln, was Sie zu tun haben. Sie verwandeln sich zu Tieren und Pflanzen und lernen von ihnen, was Sie als Menschen vergessen haben: den Zusammenklang mit der Natur, das Gefühl der Verwobenheit mit allem, was uns umgibt, sei es klein, wie unscheinbare Viren, sei es groß wie der Mond, die Sonne und das Universum. Alles tauscht sich aus. Auch wir tragen dazu bei, geben und nehmen. Diese „Phantasie-MC" beinhaltet neben den allgemein reinigenden und aufbauenden Übungen auch solche Übungen, die v.a. auf die spezifischen Beschwerden der MS-Kranken zugeschnitten sind: auf das Kribbeln und das Taubheitsgefühl, auf Lähmungen und Sehstörungen.

10. Literaturverzeichnis

Chia, Mantak&Maneeewan, *Das Heilende Tao*, Thailand: Healing Tao Books 1996

Lam Kam Chuen, *Energie und Lebenskraft durch Chi Gong*, München: Mosaik Verlag, 1993

Olvedi, Ulli, *Das Stilles Qigong nach Meister Chi Chang Li*, München: Otto Wilhelm Barth Verlag, 3.Auflage 1996

Requena, Yves, *Qigong, das geheime Übungssystem für Lebenskraft und Langlebigkeit*, München: Goldmann Verlag, 1992

Stummvoll, Ursula, *ChanMi-QiGong*, Regensburg: Satori Verlag, 1999

Tawm, Kim, *Geheime Übungen taoistischer Mönche*, Freiburg/Breisgau: Esotera Taschenbuch, Verlag Bauer, 1995

Wenzel, Gerhard, *Qigong. Quelle der Lebenskraft*, Edition Tau, 2. Auflage, Druck Verlag Handel, 1996

Worsley, J. R.: *Was ist Akupunktur*, Seeshaupt und München: Ryvellus Verlag, 1994

11. Einige wichtige Qigong-Gesellschaften und Institute in Deutschland und in Österreich, die eine gute Ausbildung anbieten:

DQGG (Deutsche Qigong Gesellschaft e. V.), Geschäftsstelle: Frau Monika Binder, Zeughaus 3/1, 89257 Dietenheim, Tel. und Fax 07347/3439. Öffentliches Organ: Zeitschrift Tiandiren (erscheint zweimal jährlich)

ChanMi-Qigong Förderverein e. V., Geschäftsstelle: Frau Monika Baumann-Jiang, Dr. Bender-Str. 2, 69469 Weinheim, Tel. 06201/187248, Fax 06201/187247

Medizinische Qigong Gesellschaft, Herwarthstr. 21, 53115 Bonn, Tel. 0228/696004, Fax 0228/696006. Öffentliches Organ: Zeitschrift Qigong Yangsheng (erscheint einmal jährlich)

Carl von Ossietzky Universität Oldenburg, Projekt Traditionelle chinesische Heilmethoden und Heilkonzepte, 26111 Oldenburg, Tel. 0441/798-4703, Fax 0441/7984411

EUQI (Europäisches Qigong Institut), St.-Quirin-Platz 1, 81547 München, Tel. 089/69341002, Fax 089/64341003

ASS Institut für Taijiquan und Qigong, Thüringer Straße 14, 86916 Kaufering, Tel. 08191/6266, Fax 08191/6277

ÖQGG (Österreichische Qigong Gesellschaft), Postfach 116, 5620 Schwarzach/Pg., Tel. 06452/55520, Öffentliches Organ: Qigong. Periodikum der Österreichischen Qigong Gesellschaft

Weitere Informationen können bei der Geschäftstelle der DQGG angefordert werden.

Über die Autorin

Dr. Zuzana Šebková-Thaller wurde in Prag geboren und verbrachte ihre Kindheit in der Tschechoslowakei. Nach einem längeren Aufenthalt in Schweden lebt sie seit 1980 in Deutschland.

Sie ist Kunsthistorikerin, Qigong-Lehrerin und Mutter von sieben Kindern. Viel Qigong ist nötig, um diese drei Schwerpunkte in ein ausgewogenes Verhältnis zu bringen.

Ihre Qigong-Ausbildung hat sie in den Jahren 1985-87 bei der heute schon legendären Josefine Zöller erhalten. Besonders eingehend wurden ihr die „Zehn Meditationen auf dem Berge Wu Dang", die „Acht eleganten Übungen" im Sitzen und im Stehen, der „Atem des Drachen", die „Bewegung der fünf Tiere", „Qigong im Gehen" und spezielle therapeutische Übungen vermittelt. Seit 1987 ist die Autorin Qigong-Lehrerin. Ihre Weiterbildung bekam sie in Deutschland, China und Japan. Zu ihren Lehrern zählen Meisterin Ma Hui Wen, Meister Wang Yu, Meisterin Jiang Xue Ying, Großmeister Liu Han Wen, Prof. Ding Hongyu, Prof. Cong Yongchun und Prof. Lin Zhongpeng. Sie ist 1. Vorsitzende der Deutschen Qigong Gesellschaft (DQGG) und der ChanMi-Qigong Fördergemeinschaft e.V. Deutschland und Redaktionsmitglied der Zeitschrift Tiandiren, des offiziellen Mitteilungsblattes der DQGG. Seit 1996 leitet sie „Weg", Zentrum für energetische Arbeit, Lehr- und Forschungszentrum für ChanMi-Qigong in Markt Berolzheim.

Sie hat neben etwa 20 wissenschaftlichen Arbeiten auf dem Gebiet der Kunstgeschichte eine ganze Reihe von Artikeln und Büchern über Qigong geschrieben und dazu auch CDs und Kassetten produziert. Im In- und Ausland unterrichtet sie v.a. ihre Spezialgebiete: Qigong zur Geburtsvorbereitung, Qigong mit Kindern, ChanMi-Qigong und therapeutisches Qigong.

In Tschechien ist ihr Konzept über „Qigong in der Schule" in das Weiterbildungsprogramm der Lehrer aufgenommen worden. Ihre Kassetten werden bereits im Unterricht verwendet.

In den letzten Jahren hat sie sich v. a. der Arbeit mit MS-Kranken gewidmet. Sie hält Vorträge, unterrichtet Selbsthilfegruppen, arbeitet aber auch mit einzelnen Patienten, für die sie ein auf ihre spezifischen Beschwerden zugeschnittenes Übungsprogramm ausarbeitet. In der Zeitschrift Tiandiren sind bislang von ihr drei Folgen über Qigong und MS erschienen. In ihren Fortbildungskursen für Qigong-Lehrer gibt sie ihre Erfahrung weiter. Im November 1999 beginnt die Zusammenarbeit mit der Kiliani-Klinik in Bad Windsheim. Frau Dr. Zuzana Šebková-Thaller wird dort den ersten vierzehntägigen Intensivkurs für MS-Patienten halten, dessen Ergebnisse wissenschaftlich dokumentiert werden. Eine weitere Zusammenarbeit ist geplant.

Ein Schwerpunkt ihrer Forschungstätigkeit ist der geistige Hintergrund östlicher Meditationsübungen und seine überraschende Nähe zum christlichen Denken. Sie läßt sich in frühchristlichen Schriften und v. a. in der Kunst und im Schrifttum der spätmittelalterlichen Mystik nachweisen. Ein wichtiges Ergebnis ihrer kunsthistorischen Forschung war die Entdeckung eines gemeinsamen Grundthemas der spätmittelalterlichen Kunst: die Heilige Hochzeit von Himmel und Erde. Sie wird in jedem Augenblick im Makrokosmos wie im Mikrokosmos vollzogen. So ereignet sich die Überwindung des Urübels, das Himmel und Erde, Gott und Mensch, und auch die einzelnen Menschen untereinander, entzweit. Zuzana Šebková-Thallers Dissertation *Sünde und Versöhnung in Jan van Eycks Hochzeitsbild*, Markt Berolzheim 1992, widmet sich eingehend diesem Gedanken. Da dieses Grundthema auch der Kern der daoistischen Philosphie ist, wird der Weg zu Qigong als Lebensweg - und nicht nur als funktionierende Therapiemöglichkeit - auch für Christen eröffnet.

Verlagsverzeichnis

In unserer Qigong-Reihe sind erschienen:

Bücher

ISBN 3-9802546-3-1 Zuzana Šebková-Thaller, Der Maulwurf kommt ans Tageslicht. Qigong für Kinder ab dem Grundschulalter

ISBN 3-9802546-4-X Zuzana Šebková-Thaller, Der Wurm im Apfel. Qigong für Kinder ab dem Kindergartenalter

ISBN 3-933309-00-X Zuzana Šebková-Thaller, Lächelnd gebären. Qigong zur Geburtsvorbereitung

ISBN 3-933309-03-4 Zuzana Šebková-Thaller, Ich breite mein Lächeln aus. Qigong und MS

CDs

ISBN-Nr. 3-933309-06-9 Zuzana Šebková-Thaller, Der Maulwurf kommt ans Tageslicht. Qigong für Kinder ab dem Grundschulalter

ISBN-Nr. 3-933309-08-5 Zuzana Šebková-Thaller, Der Tag geht auf. Qigong für Kinder ab dem Grundschulalter

ISBN-Nr. 3-933309-07-7 Zuzana Šebková-Thaller, Der Wurm im Apfel. Qigong für Kinder ab dem Kindergartenalter

ISBN-Nr. 3-933309-09-3 Zuzana Šebková-Thaller, Paul Pinguin. Qigong für Kinder ab dem Kindergartenalter

MCs

ISBN 3-9802546-7-4 Zuzana Šebková-Thaller, Der Maulwurf kommt ans Tageslicht. Qigong-Übungen für Kinder ab dem Grundschulalter

ISBN 3-9802546-8-2 Zuzana Šebková-Thaller, Der Tag geht auf. Qigong-Übungen für Kinder ab dem Grundschulalter

ISBN 9802546-6-6 Zuzana Šebková-Thaller, Der Wurm im Apfel. Qigong-Übungen für Kinder ab dem Vorschulalter

ISBN 3-9802546-9-0 Zuzana Šebková-Thaller, Paul Pinguin. Qigong-Übungen für Kinder ab dem Vorschulalter

ISBN 3-933309-12-3 Zuzana Šebková-Thaller, Ich stehe fest auf der Erde, über mir wölbt sich der Himmel. Übungen aus dem Stillen Qigong. Vorbereitung für alle spezifischen Übungen (MS, Entbindung u. a.)

ISBN 3-933309-11-5 Zuzana Šebková-Thaller, Lächelnd gebären. Qigong zur Geburtsvorbereitung

ISBN 3-933309-10-7 Zuzana Šebková-Thaller, Ich breite mein Lächeln aus I: Übungen im Alltag für Gesunde und Kranke. Geeignet für Menschen mit MS und anderen Autoimmunerkrankungen sowie für Krebskranke

ISBN 3-933309-13-1 Zuzana Šebková-Thaller, Ich breite mein Lächeln aus II: Aufbauübungen für Gesunde und Kranke. Geeignet für Menschen mit MS und anderen Autoimmunerkrankungen sowie für Krebskranke

in Vorbereitung:

Bücher

ISBN-Nr. 3-933309-05-0 Zuzana Šebková-Thaller, Lächelnd durch Schwangerschaft und Geburt. Qigong in der Schwangerschaft, bei der Geburt und danach

ISBN-Nr. 3-933309-16-6 Zuzana Šebková-Thaller, Magst Du rote Ampeln? Energiepflege im Alltag.

ISBN-Nr. 3-933309-17-4 Zuzana Šebková-Thaller, Es kocht ein Mäusele. Qigong zu zweit, für Kinder ab Säuglingsalter

ISBN-Nr. 3-933309-18-2 Zuzana Šebková-Thaller, Aietós, der Adlerjunge. Der älteste niedergeschriebene Qigong-Zyklus, für Jugendliche und Erwachsene

ISBN-Nr. 3-933309-19-0 Zuzana Šebková-Thaller, Kachna Machna, die Silbermöve. Übungen aus dem ChanMi-Qigong

ISBN-Nr. 3-933309-20-4 Zuzana Šebková-Thaller, Wie hieß die Übung? Qigong-Übungen zum Gedächtnistraining

MC

ISBN 3-933309-14-X Zuzana Šebková-Thaller, Ich schiebe meine Krankheit weg. Bewegungsübungen, die auch für MS-Kranke und für Menschen mit anderen Autoimmunerkrankungen sowie für Krebskranke geeignet sind

ISBN 3-933309-15-8 Zuzana Šebková-Thaller, Der Adler wäscht seine Augen mit dem Tau. Übungen für spezifische Beschwerden bei MS

ISBN-Nr. 3-933309-21-2 Zuzana Šebková-Thaller, Magst Du rote Ampeln? Energiepflege im Alltag.

ISBN-Nr. 3-933309-22-0 Zuzana Šebková-Thaller, Es kocht ein Mäusele. Qigong zu zweit, für Kinder ab Säuglingsalter

ISBN-Nr. 3-933309-23-9 Zuzana Šebková-Thaller, Aietós, der Adlerjunge. Der älteste niedergeschriebene Qigong-Zyklus, für Jugendliche und Erwachsene

ISBN-Nr. 3-933309-24-7 Zuzana Šebková-Thaller, Kachna Machna, die Silbermöve. Übungen aus dem ChanMi-Qigong

ISBN-Nr. 3-933309-25-5 Zuzana Šebková-Thaller, Wie hieß die Übung? Qigong-Übungen zum Gedächtnistraining